DATE DUE

SEP - 4 2003	
NOV - 8 2003	DEC - 7 2003
FEB - 8 2004	OCT 2 7 2004
MAY 1 8 2004	FEB 2 6 2005
JUL - 6 2004	MAY 0 1 2005
AUG - 4 2004	
SEP 2 2 2004	
SEP 2 9 2005	

colección
¡ALIDA
EL MUNDO
DE LA MUJER
DE VIDA

ESTER MARTÍNEZ VERA

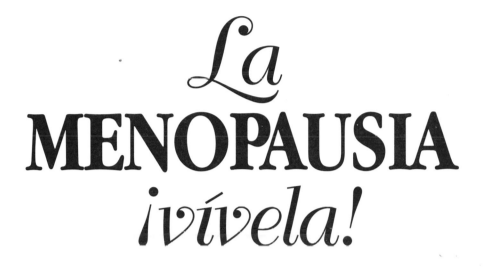

La
MENOPAUSIA
¡vívela!

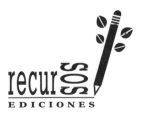

recur**sos**
EDICIONES

RECURSOS Ediciones
Apdo. 23022
08080 Barcelona

www.recursosediciones.com
comcrea@teleline.es

LA MENOPAUSIA, ¡VÍVELA!

Depósito Legal: B. 24.846 - 2002

ISBN: 84-89984-22-0

Impreso por Romanyà/Valls, S.A.
Verdaguer, 1
08786 Capellades (Barcelona) - *Spain*

A mi esposo, Eduardo,

y a mis hijos, Carlos y Raquel,

que han dado vida a mi vida.

Mi agradecimiento

Al Dr. Faustino Tebas,
que me ha supervisado
en las cuestiones médicas.

A Don Josep Pià,
experto en Fitoterapia,
que ha revisado los capítulos
relacionados con su especialidad, y

muy especialmente,

A mi marido que, como periodista
y sobre todo como compañero fiel,
me ha proporcionado
todo su apoyo y ayuda incondicional.

Índice

Desde mi propia experiencia

Cuando me llegó la petición de que escribiera este libro, acepté el reto con ilusión ya que me encuentro en un momento de mi vida en el que puedo entender, en primera persona, cuáles son los síntomas y cómo se siente una mujer al llegar a esta etapa evolutiva.

Para empezar debo decir que, aunque cronológicamente estoy en edad menopáusica, hace tiempo que mi cuerpo sufre los síntomas que encontraréis en este libro, debido a que una extirpación de ovarios y matriz, hace más de quince años, dio lugar a una menopausia quirúrgica. A mis treinta y pocos (muy pocos años) y sin entender demasiado lo que iba a ocurrir al salir del hospital, entré en el quirófano esperando que el médico pudiera dejar, al menos, un ovario, pero desgraciadamente no sucedió así. Por si fuera poco, el doctor que me atendió no me dio ningún tratamiento para paliar los síntomas que, en breve, llegarían.

A los pocos días mi "termostato" interno fue lo primero

que se descontroló: las sofocaciones y las sudoraciones, que me dejaban empapada de pies a cabeza, se repetían una y otra vez, sin que yo pudiera hacer nada. Estos calores venían seguidos de escalofríos, tanto durante el día como durante la noche. Durante el día mi vestuario era curioso. Estábamos en verano. Me ponía lo más fresco que tenía, pero debía llevar en el brazo un abrigo de entretiempo que me era necesario utilizar de forma repetitiva, una y otra vez, cuando llegaba el escalofrío. Por la noche era peor, experimentando aquellos calores que me despertaban como si tuviera fuego dentro, especialmente en mis piernas. Cambiaba de camisa de dormir dos y tres veces en una noche. Esto hacía difícil descansar.

Otro síntoma que apareció, al cabo de unas semanas, fue la gran sequedad de mi piel. Necesitaba mucha más crema hidratante que anteriormente. También perdía mucho pelo y la grasa empezó a hacerse más visible en mi abdomen. Siempre he sido delgada y, de pronto, noté como si la grasa estuviera mal distribuida.

Sin embargo, lo peor estaba por llegar: dolores por todo el cuerpo, especialmente en mis manos, hacían difícil tareas que ahora, después de estos años, vuelvo a hacer con normalidad.

Mis huesos empezaron a resentirse y la osteoporosis hizo su aparición.

Estos y otros síntomas menores me daban la sensación, a mis treinta y pocos años, de estar envejeciendo muy deprisa sin poder hacer nada para parar ese proceso.

Afortunadamente nunca me faltó el ánimo de mi marido para seguir luchando.

Seguí con los controles rutinarios ginecológicos y cada vez que me visitaban me decían que todo había ido muy bien, que la operación había sido un éxito, pero seguían sin darme nada para ayudarme en los síntomas mencionados. Creo que empecé a coger la idea de que me tendría que acostumbrar a vivir así. «Todas las mujeres, tarde o temprano, pasan por la menopausia», me decían. Yo era, simplemente, una más.

Hasta aquel momento mi vida profesional había transcurrido como profesora de matemáticas. Mi trabajo me producía gran satisfacción, la enseñanza era muy importante para mí. Contemplarme de baja laboral durante unos meses me molestaba. Decidí, pues, no resignarme a vivir pensando todo el día en las "pérdidas" que iba detectando en mi cuerpo. Tenía que empezar a vivir con ese "nuevo" cuerpo, un tanto diferente, como si hubieran pasado bastantes años en pocos meses.

Durante los meses de baja (además tenía pendiente otra operación quirúrgica), decidí ocupar mi tiempo cursando nuevos estudios universitarios. Después de muchos años de estar en la tarima como profesora, pasé, de nuevo, a sentarme en los pupitres de alumno de la universidad. Empecé y terminé la carrera universitaria de Psicología Clínica.

Los primeros cursos fueron una gran ayuda psicológica, ya que me daban la sensación de empezar una vida, cuando mi cuerpo parecía que tendía a acabarse.

En uno de los primeros cursos, en un viaje a Londres, alguien nos habló de un centro hospitalario especializado en menopausia en esa ciudad.

Los médicos que me atendieron me informaron que lo más

conveniente para mi edad, y con los factores de riesgo que presentaba, era prescribirme una terapia hormonal sustitutiva. Me recetaron los parches de estrógenos y me explicaron que la progesterona no me era necesaria ya que no tenía matriz.

A partir de aquel momento me interesé mucho más por lo que estaba pasando en mi cuerpo. Recibí mucha información y apoyo del hospital mencionado. Entendí un poco más los procesos de transformación que se estaban dando en mi cuerpo y que ahora he querido reflejar en este libro.

Con los parches volví a vivir. Sé que no están indicados en todos los casos y que cada mujer deberá consultar siempre a su ginecólogo antes de usarlos, y que deben ser utilizados el tiempo que el facultativo lo indique y que pueden tener ciertos efectos secundarios y que... Pero yo volví a vivir. Era como si llevara unos ovarios portátiles. Mi cuerpo volvía a funcionar. Podía volver a trabajar.

Amiga, quiero dejarte, pues, este libro como testimonio personal y como motivo de reflexión, sin que dejes de olvidarte que tu médico es quien debe tratarte de forma absolutamente personalizada, deseando, que cuando llegues a esta etapa, ¡¡te sea leve!!

Vive la menopausia. Conócela y te sentirás mejor.

ESTER MARTÍNEZ VERA
Salou, primavera 2002

Introducción

La menopausia es un proceso natural que han de atravesar y superar todas las mujeres, normalmente, entre los 45 y 55 años de edad. Aunque se acompaña de molestias, más o menos severas, debe ser aceptada como una etapa más de la vida.

Hoy, debido al número mayor de mujeres de edad, la menopausia constituye un problema sanitario importante. Debemos recordar que al acabar el siglo XX aumentó considerablemente la esperanza de vida, pasando de los 40 años, en 1850, a los 55 años a finales del siglo XIX, y siendo en la actualidad, de 80 años, aproximadamente, en las mujeres. Esto supone un más que probable período de vida de unos 30 años en condiciones posmenopáusicas.

El problema sanitario es, pues, importante, sobre todo por la posibilidad de intervenir y prevenir las consecuencias de la falta de estrógenos, en este período y por la importancia de esta hormona en la salud y calidad de vida de la mujer.

Definimos la menopausia como el cese de los ciclos menstruales de forma espontánea, una vez se han descartado otras causa de amenorrea secundaria (falta de reglas o menstruación).

El período previo a la desaparición de la menstruación engloba en la vida de la mujer una serie de años en la que se producen alteraciones en la secreción de hormonas sexuales que van a influir en distintas partes del organismo, afectando la esfera social, psíquica y sexual de la mujer.

La transición de los ciclos ovulatorios regulares, con las consiguientes reglas, al cese de la menstruación, recibe el nombre de PERIMENOPAUSIA, y se caracteriza por la variación de la duración del ciclo y por el patrón de hemorragia.

Las mujeres que experimentan la menopausia a una edad temprana normalmente tendrán una fase corta de transición. Pero la cantidad de estrógenos liberados durante el período perimenstrual varía notablemente.

Una vez establecida la menopausia, el aspecto general de los ovarios es fibroso y seco, reflejan agotamiento folicular y la pérdida de producción de estrógenos.

La edad media de este período en España se sitúa en 48,5 años aproximadamente, pero esta edad está sometida a variaciones debido a varios factores:

- *Herencia.* Se ha observado que ocurre a una edad aproximada en una misma familia.

- *Raza y clima.* Las razas mediterráneas y africanas suelen tener la menopausia a edades más precoces que las nórdicas. Parece que la altitud tiene también cierta influencia: mujeres que viven a mayor altitud tienen la menopausia antes.

- *Profesión y estado civil.* Parece haber una cierta tendencia a la disminución, en la edad de aparición, en las mujeres que trabajan fuera del hogar, en relación a las que limitan sus actividades a la casa. Se observa un ligero retraso en mujeres casadas en relación con las solteras, al parecer por el ahorro de óvulos durante las gestaciones.

- *Nivel socioeconómico.* No parece tener influencia, sin embargo el estado nutricional sí. Lo tiene de tal modo que aparece antes en los países subdesarrollados. Un mayor índice de masa corporal la retrasa.

- *Alumbramientos.* El haber parido hijos eleva la edad, sin embargo esto se invierte después del 4º hijo. La edad en que se tiene el primer hijo tiene cierta influencia. Si ocurre antes de los 28 años, aumenta la precocidad de la menopausia.

- *El tabaco.* Tiene una relación manifiesta. Las mujeres fumadoras presentan una menopausia más temprana. La cantidad de tabaco consumido también influirá directamente sobre su aparición adelantada.

Primera parte

Por qué pasa
lo que pasa

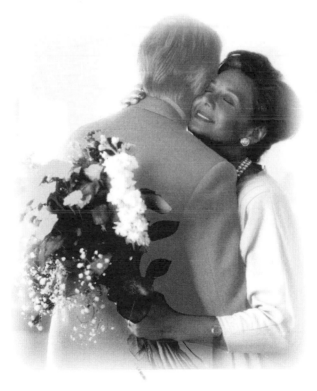

Tipos de Menopausia

Aunque la menopausia representa lo mismo para todas las mujeres, es decir, el cese de sangrado menstrual por agotamiento de la reserva folicular, puede presentarse de distintas formas y en distintos momentos y, por lo tanto, apuntamos aquí los diferentes tipos de menopausia.

Menopausia espontánea

Se produce por el cese gradual y fisiológico de la función ovárica y representa la mayor proporción de tipos de menopausia.

Menopausia artificial

Ocurre por el cese artificial de la función ovárica, ya sea por cirugía, quimioterapia o radioterapia.

Menopausia precoz o prematura

Se presenta según unos autores antes de los 35 años y para otros antes de los 40. Su causa es la insuficiencia ovárica primaria. Algunas veces puede asociarse a alteraciones cromosómicas. Según la Sociedad Internacional de Menopausia, ésta sería la que aparece cinco años antes de la edad media de aparición de la menopausia en cada país.

Menopausia tardía

Es la que se produce por insuficiencia ovárica, que tiene lugar después de los 55 años.

Declive hormonal en este período

La menopausia, último período de regla en la mujer, no es una enfermedad, es un cambio natural del organismo y no llega de un día para otro. Durante años el cuerpo va realizando una serie de ajustes hormonales para lograr un nuevo equilibrio.

La menopausia se produce dentro de la etapa del climaterio. En este período suceden una serie de cambios específicos en el organismo de la mujer que derivará en el cese de la actividad del ovario. Éste deja de responder a los estímulos del hipotálamo y de la hipófisis segregando, entonces, menos cantidad de hormonas.

Las hormonas son sustancias producida por los ovarios que corren en la sangre y llevan mensajes a todos los órganos del aparato genital femenino (matriz, trompas, ovarios), para obtener un funcionamiento correcto de los mismos.

Las hormonas que producen los ovarios son los estrógenos y la progesterona, también andrógenos en pequeñas cantidades.

Los estrógenos preparan todo para la ovulación y la fecundación, pero no son sólo hormonas reproductoras femeninas.

Éstas tienen una amplia gama de efectos sobre el sistema nervioso central, en el que tienen influencia sobre el control motor fino: la sensación de dolor, el estado de ánimo, las emociones, la memoria y las funciones cognitivas.

Por lo tanto, aunque los estrógenos se identifican como hormonas sexuales femeninas y se asocian con la reproducción, es evidente que además tienen influencia sobre una gran variedad de tejidos como el óseo, los componentes del sistema cardiovascular y el cerebro. Sabemos hoy que los estrógenos pueden ser derivados de los andrógenos del cerebro y de la grasa corporal, en ambos sexos, y no sólo de los ovarios como se había pensado anteriormente. Además tienen el papel de regular el establecimiento de las diferencias sexuales neuroanatómicas durante el desarrollo.

En los ovarios, los estrógenos se producen a partir del colesterol a través de la testosterona.

En la menopausia el nivel de estrógenos desciende afectando, como hemos dicho, al cerebro, a los huesos, al sistema cardiovascular, etc.

Estrógenos y cerebro

Se sabe, ahora, que los estrógenos pueden actuar en áreas del cerebro importantes para el aprendizaje y la memoria, para las emociones y los estados afectivos, para la coordinación motora y la sensibilidad al dolor. El tratamiento con estrógenos ha demostrado tener beneficios sobre la función cognitiva en personas ancianas sin demencia y mejora la eficacia del tratamiento farmacológico en la demencia.

El aumento de la esperanza de vida significa que las mujeres viven hoy muchos más años después de la menopausia. Estos son años de déficit de estrógenos, por lo tanto el cerebro sufrirá cambios más o menos reversibles en las funciones cognitivas.

Los estrógenos protegen el cerebro de la neurodegeneración de dos maneras:

1. Manteniendo la función de estructuras neurales clave.

2. Contrarrestando las acciones de los agentes neurotóxicos.

Estrógenos y tejido óseo

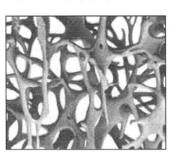

Aunque los huesos presentan un aspecto sólido, lo cierto es que el hueso es un tejido que está continuamente en proceso de recambio. Unas células llamadas osteoclastos tienen como misión derruir selectivamente las zonas más viejas de los huesos. Cuando han aca-

Tejido óseo

bado su trabajo, son sustituidos por otros especialistas, los osteoblastos, que se dedican a reconstruir, con obra nueva, lo que los osteoclastos han destruido. A este proceso se le llama "recambio óseo".

Teóricamente el proceso de reconstrucción tendría que rehacer todo lo destruido previamente, pero la tendencia es que en dicho recambio haya un tanto de pérdida. Por lo tanto, cuanto más a menudo se haga este proceso, más cantidad de hueso se va perdiendo.

Los estrógenos son uno de los reguladores más importantes del ritmo de recambio y, por tanto, de la pérdida de masa ósea. Cuando la cantidad de estrógenos en sangre mengua, el proceso de recambio se acelera y también el ritmo de pérdida de hueso. Por tanto en la posmenopausia se pierde hueso a un ritmo más rápido que cuando hay actividad hormonal.

La cantidad y la cualidad de masa ósea influyen en su resistencia y, como consecuencia, en la facilidad con que se presentan fracturas. Está comprobado que entre las personas mayores la incidencia de fracturas está muy relacionada con la densidad ósea.

La masa ósea se podrá valorar mediante una densitometría ósea. Existen diferentes métodos para medir la pérdida de mineral ósea que va desde la evaluación de los huesos mayores, como el fémur, hasta el empleo de ultrasonido.

Hasta los 35 años, aproximadamente, se "construye" igual o más hueso del que se "destruye". A partir de los 35 años empieza un lento proceso de pérdida en hombres y mujeres pero, especialmente, en éstas a partir del momento en que disminuyen los estrógenos con la menopausia.

Cuando la masa ósea disminuye tenemos una enfermedad llamada *osteoporosis* que se caracteriza por una fragilidad ósea y, consecuentemente, un riesgo elevado de padecer fracturas.

La prevalencia de osteoporosis se incrementa de forma progresiva a partir de los 45 años, pasando del 4,31% en el grupo de 45-49 años, 9,09% en el grupo de 50-59 años, 24,29% en el de 60-69 años y 40% en el de 70-79 años.

No existen demasiados trabajos publicados en cuanto a la

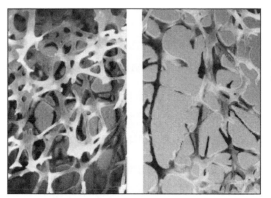

Tejido óseo normal   Tejido óseo con osteoporosis

prevalencia de osteoporosis en varones pero sabemos que la cifra es inferior al de las mujeres,

Al inicio de la osteoporosis, con la pérdida paulatina de calcio en los huesos se producen ciertos dolores óseos (aunque la osteoporosis no es dolorosa) y a medida que ésta progresa se puede apreciar una disminución de talla en la persona.

La masa ósea que consigue una persona depende de muchos factores: herencia, alimentación, tratamientos, etc. La masa ósea máxima es mayor en los hombres que en las mujeres porque los hombres tienen los huesos más grandes, debido, en parte, al crecimiento durante dos años más, antes de la pubertad.

La mayor incidencia de fracturas en las mujeres se debe, posiblemente, a que:

• Las mujeres tienen un tamaño óseo máximo menor.

• A la mayor pérdida de hueso.

• Al mayor número de microfracturas.

Millones de mujeres padecen osteoporosis. Las fracturas debido a esta causa pueden incapacitarlas y poner en peligro sus vidas. Son más susceptibles a padecer este problema las mujeres blancas, delgadas y con antecedentes familiares de osteoporosis.

Estrógenos y problemas vasculares

El colesterol es una sustancia grasa presente en todas las células del organismo y que es absolutamente necesario para la propia vida. En el cuerpo realiza importantes funciones:

- Forma parte de la membrana celular.

- Interviene en la formación de los ácidos biliares, necesarios para digerir las grasas.

- A partir del colesterol se forman ciertas hormonas.

- El colesterol protege la piel de muchos agentes químicos y evita la deshidratación por evaporación.

Es, por tanto, una sustancia importante y natural, pero que resulta peligrosa si se encuentra en exceso en la sangre.

Una parte del colesterol que circula por la sangre proviene de la alimentación y otra parte es sintetizado por el hígado.

Todo el colesterol pasa a la sangre, desde donde se reparte por el organismo, pero no se disuelve sino que es transportado por unas partículas llamadas lipoproteínas. Las más importantes son:

- Lipoproteínas LDL, que se encargan de transportar el colesterol dejando que se deposite en las paredes de los vasos sanguíneos. Es el "colesterol malo".

- Lipoproteínas HDL, que recogen los excesos de colesterol de las arterias facilitando su eliminación. Es el "colesterol bueno".

Los altos niveles de LDL causan enfermedades cardiovasculares (infarto de miocardio, angina de pecho, trombosis cerebral, falta de riego sanguíneo...).

Estas enfermedades se deben a la presencia de arteriosclerosis. Este término significa endurecimiento de las arterias que se produce porque en el interior del vaso sanguíneo se desarrollan unos depósitos de colesterol llamados placas de ateroma, pudiendo llegar a obstruir los vasos sanguíneos y entorpecer la circulación.

Las mujeres sanas, antes de la menopausia, tienen una proporción adecuada de "colesterol bueno" (HDL-colesterol), más que los hombres sanos, y por tanto están más protegidas contra las enfermedades cardiovasculares. Cuando llega la menopausia en muchos casos, el "colesterol bueno" disminuye y aumenta el "malo" (LDL-colesterol). Se ha demostrado que la administración de estrógenos, en la posmenopausia, tiene un efecto protector sobre la incidencia de la enfermedad cardiovascular, ya que debido a la falta de estas hormonas la incidencia de enfermedades cardiovasculares se igualan en el hombre y en la mujer, y son la primera causa de muerte en mujeres posmenopáusicas, superando la tasa de mortalidad por cáncer y otras enfermedades. Los estrógenos ejercen una función protectora y reguladora de la cantidad de colesterol.

Estrógenos y sofocos / sudoraciones

Uno de los síntomas que más llama la atención son los calores y sofocos. Estos son muy variables de mujer a mujer y dependen de la sensibilidad de cada persona, de la capacidad de continuar fabricando cierta cantidad de estrógenos y del estilo de vida de cada una.

Los sofocos son unos "calores que suben y bajan". Es el síntoma más emblemático de la menopausia. El calor llega de forma inesperada, sobre todo en la cara, el cuello y el pecho, unido a un enrojecimiento de la piel y sudoración. Su duración es de unos cuantos minutos y se acaban bruscamente, tal como se habían iniciado. Se repiten durante varias veces al día y, sobre todo, por la noche (sudoraciones nocturnas), pueden ir acompañados de palpitaciones o/y náuseas. Les pueden seguir escalofríos.

Los sofocos afectan al 75-85% de las mujeres, el resto no padecen estos calores, pero las que los padecen pueden tenerlos por cinco años o más. Pueden perturbar seriamente el sueño. También pueden aparecer años antes de la última regla.

Estrógenos y sequedad vaginal

La cavidad vaginal, a partir de la menopausia, pierde espesor, haciéndose más fina, menos flexible y más seca. Como consecuencia, puede aparecer dolor durante las relaciones sexuales y, con frecuencia, miedo al dolor, que implicará una cierta disminución de la líbido, aumentando la ansiedad ante las relaciones sexuales, disminuyendo la autoestima personal y afectando directa e indirectamente a la relación de la pareja.

Este hecho es también consecuencia de la disminución de hormonas (los estrógenos).

Estrógenos y problemas urinarios

La consecuencia más importante de las alteraciones a nivel de aparato urinario es la incontinencia que aparece entre el 13,9% y el 24,6% de las mujeres posmenopáusicas. Este problema limita bastante a la mujer y, en muchas ocasiones, se pueden sentir incapacitadas socialmente. También se tiene más necesidad de orinar y se despiertan a menudo por esa sensación.

Es, asimismo, corriente que aparezca escozor al orinar y cistitis.

Estrógenos y otros síntomas

Otros síntomas que no debemos olvidar son:

El envejecimiento cutáneo. Durante la posmenopausia, la falta de estrógenos disminuye el contenido de proteína colágeno de la piel. Como consecuencia la piel aparece más seca, más fina y, con frecuencia, aparecen cardenales. También puede haber un aumento de vello facial y una disminución de vello púbico. La pérdida de colágeno también puede afectar al aspecto del pecho.

Sensaciones dolorosas en los músculos y articulaciones. Algunas mujeres pueden tener dolores que no están relacionados con la osteoporosis pero que son molestos y, a veces, incapacitantes. Se trata de artromialgias y parestesias. Estas últimas dan una sensación de hormigueo en brazos y piernas, dando la apariencia de que los dedos se duermen y hay calambres en las piernas.

Estrógenos y cambios psicológicos y emocionales

La disminución de estrógenos tiene que ver, también, con la tendencia a la depresión, nerviosismo, cambios de humor, tristeza, falta de concentración, fatiga, irritabilidad, insomnio, nerviosismo, etc.

Este período, en la vida de la mujer, se caracteriza por vivencias muy fuertes de las emociones y los sentimientos. Aunque son diferentes para cada mujer, todas viven grandes pérdidas. En primer lugar la pérdida de la menstruación que, aunque a veces es una liberación en varios sentidos: liberación al miedo al embarazo, liberación del dolor que produce el período, etc., pero no podemos olvidar que la menstruación tiene para la mujer la idea de juventud, fertilidad y, en muchos casos, de valía y femineidad. Además, durante las dos primeras semanas del ciclo menstrual, los ovarios producen estrógenos a un ritmo cada vez más acelerado. Por efecto de esta hormona, en el útero se forma un recubrimiento rico en sangre y, además, parece que este aumento hormonal, hace que la mujer tenga una actitud mental más positiva. Las investigaciones han mostrado que cuando el nivel de estrógenos se encuentra en su punto más alto las mujeres se sienten con mejor humor. Por lo tanto, parece que una bajada de estrógenos influirá en la visión de la vida.

Esta pérdida de la menstruación coincide, normalmente, con la nueva imagen del propio cuerpo. Hemos dicho que la disminución de estrógenos tenía efectos sobre la piel, los huesos, etc. y que, por lo tanto, la mujer nota que va envejeciendo, que su cuerpo sufre transformaciones serias que tiene que integrar en ese nuevo "yo", sujeto a pérdidas irreversibles.

Es éste, también, el momento de la salida del hogar de los hijos que, por ley natural de la edad, se independizan, dejando a la mujer además con una cierta depresión reactiva por las pérdidas mencionadas, con el síndrome del "nido vacío". Hasta este momento, la mujer había vivido, en la mayoría de los casos, por y para sus hijos. Ahora parecen no necesitarla. Esto crea un profundo vacío y se preguntan "¿para qué vivir a partir de hoy?"

Se añade al cuadro, en muchas ocasiones, el hecho de que los padres de esa mujer, sumida en la sensación de pérdidas múltiples, se encuentran, en estos momentos con una edad avanzada y, por lo tanto, con la realidad de la enfermedad o muerte próximas.

Todo esto añade a los problemas de la menopausia, problemas de adaptación psicológica.

Además de la depresión, puede haber irritabilidad, mayor susceptibilidad, formas de respuesta brusca y exagerada, pesimismo, apatía, dificultades para tomar decisiones y preocupación excesiva por lo que implica el envejecimiento y el futuro. Todo ello puede desembocar en una posible ansiedad generalizada.

Estos problemas suelen verse agravados por la actitud social negativa de la menopausia y la valoración excesiva de la juventud como valor insustituible para el trabajo, las relaciones y la salud.

Debemos decir que hay mujeres que no presentan problemas importantes; otras tienen problemas que se resuelven en la consulta del equipo de salud y otras que necesitan un especialista, psicólogo o psíquiatra, para ayudarlas a aprender a vivir de nuevo.

De todas formas, es interesante el dato que ha dado un estudio realizado por el Instituto Dexeus, de Barcelona, en el que aparece que las españolas son las europeas que menos se ocupan de tratar las consecuencias psicológicas de la menopausia, dando el dato de que sólo entre el 5% y el 6% de las mujeres españolas se someten a tratamiento durante la menopausia.

Clínica de la Menopausia

El conjunto de síntomas climatéricos aparecen en un 75% u 80% de las mujeres aunque sólo el 50% de ellas acuden a la consulta médica y de ellas reciben tratamiento hormonal sustitutivo (THS) el 40%.

En el síndrome climatérico aparece un conjunto de síntomas que empezarán a hacerse notar alrededor de los años anteriores y posteriores a la menopausia.

Para su descripción y análisis consideraremos una primera etapa, en la que son más relevantes los síntomas, y una segunda, en la que se perciben de forma más clara los cambios físicos provocados por la disminución de estrógenos. Posteriormente, al final del climaterio empiezan a tener más importancia las enfermedades cuyos factores de riesgo son modificados por los cambios hormonales.

Por el método de Kupperman conoceremos si se hace necesario o no un tratamiento. Siguiendo las instrucciones del cuadro que hallarás en la página siguiente tú misma podrás conocer la severidad de tu caso. En la columna de "intensidad" anota tu propia valoración:

Síntomas	Constante	Intensidad	Total
Sofocos/sudoraciones	4	x	=
Parestesias/insensibilidad	2	x	=
Insomnio	2	x	=
Irritabilidad/nerviosismo	2	x	=
Humor depresivo	1	x	=
Vértigo/máreos	1	x	=
Cansancio/debilidad	1	x	=
Artralgias,mialgias	1	x	=
Cefalea	1	x	=
Palpitaciones	1	x	=
Hormigueos	1	x	=

TOTAL

La **intensidad** de los síntomas se valora de 0 á 3

ausente	0
leve	1
moderada	2
severa	3

Se multiplicará la **constante** por la **intensidad** del síntoma, sumando finalmente los resultados.

La sintomatología menopáusica será:

ligera	15-20 puntos
moderada	21-35 puntos
severa	más de 35 puntos

Síntomas del climaterio inicial

En la premenopausia la mayoría de las mujeres experimentan alteraciones en el ciclo menstrual debido a la insuficiencia hormonal que se está produciendo.

Las alteraciones pueden ser:

- Acortamiento de los ciclos (polimenorrea) que acostumbran a ser inferiores a lo normal pero no menores de 21 días.

- Alargamiento de los ciclos (oligomenorrea), de duración superior a 35 días. Se producen hemorragias abundantes y, en ocasiones, alargamientos de los ciclos, faltando la menstruación dos o tres meses seguidos. Es frecuente que en la premenopausia disminuya la fertilidad y también se dé mayor frecuencia de abortos.

Síntomas en la posmenopausia

En la posmenopausia no hay ciclos. Los niveles de progesterona y estrógenos están muy bajos pero en el estroma ovárico se siguen produciendo andrógenos. Éstos se transforman en estrógenos en la periferia.

Los síntomas serán:

a) Alteraciones vasomotoras

El síntoma más frecuente es la aparición de sofocaciones. Son la consecuencia de una pérdida de control vasomotor periférico.

Las sofocaciones son más fuertes y severas en la menopausia quirúrgica.

Se manifiestan en forma de oleadas de calor que recorren la parte superior del cuerpo, acompañados de intensa sudoración y, en ocasiones, de palpitaciones y angustia.

Aparecen en la fase premenopáusica entre un 15% y un 20% de mujeres y se mantienen por un tiempo variable después de la menopausia. En un 25% de mujeres, los sofocos siguen presentes después de 5 años de menopausia, y en un 5% permanecerán presentes a lo largo de toda la vida.

Los sofocos pueden acompañarse de enrojecimiento de la piel y también pueden aparecer con náuseas, somnolencia, cefaleas, mareos y palpitaciones.

La duración de los sofocos puede ser, desde pocos segundos hasta llegar a una hora, con una media de duración de tres minutos. Tras el sofoco aparece sensación de frialdad y escalofríos. La frecuencia es variable, desde unos pocos sofocos al mes hasta dos o tres a la hora.

Se dan más frecuentemente por la noche, siendo peor tolerados por las alteraciones del sueño que producen. La intensidad puede ser evaluada mediante la siguiente tabla:

Tipo	Tiempo	Calor	Sudor	Piel	Otros síntomas
Ligeros	1-2 min.	Normal	Ligero	Ligero	
Moderados	5 min.	Intenso	Medio	Medio	
Graves	12 min.	Intenso	Medio	Medio	Náuseas vértigo palpitaciones

El uso del tabaco y la historia materna se asocia con un aumento de su incidencia.

b) Alteraciones psicológicas

Existe consenso sobre las secuelas físicas de la menopausia pero no se puede decir lo mismo de los síntomas psicológicos.

Se sabe que alrededor del 25% al 50% de las mujeres sufren algún tipo de molestia psicológica durante los años del climaterio. Para algunos expertos estos trastornos dependen directamente de la deprivación estrogénica, para otros dependen de factores estresantes en la vida de la mujer en este período (pérdida de la función reproductora, pérdida de la belleza, pérdida de la necesidad de cuidar a los hijos, etc.)

Creemos que ambos aspectos están presentes. Por un lado los factores endocrinos, por otro lado los factores sociales, culturales y psicológicos de la propia mujer.

Como hemos visto en el capítulo anterior las alteraciones psicológicas más frecuentes en la mujer menopáusica son:

Ansiedad

Este trastorno es muy frecuente en el climaterio. No se ha demostrado que el descenso de estrógenos sea un factor desencadenante pero parece agravar la ansiedad previa.

Se presenta con preocupación excesiva, pesimismo, angustia, miedo indefinido, etc. ¿Reconoces alguno de estos síntomas como algo habitual en tu estado de ánimo?

Según el estudio sociológico presentado en el *Libro blanco sobre la mujer posmenopáusica* (1996), el índice de ansiedad de las mujeres españolas es del 44%.

Depresión

Aunque no podamos afirmar que hayan trastornos psiquiátricos cuya causa directa sea la menopausia, sí podemos asegurar que la mujer es más vulnerable en este período.

Las pérdidas que se producen en esta etapa de la vida, las expectativas poco alentadoras en cuanto al futuro, la visión negativa y estereotipada de estos años, los cambios hormonales, la deficiente autoestima, etc., hacen que la mujer se sienta desesperanzada, con poco interés por la vida, con miedo al futuro y, a veces, con tristeza profunda e imposibilidad de sentir placer por aquellas cosas que antes le eran agradables y apetecibles.

Insomnio

Puede estar relacionado directamente con la sintomatología propia de la ansiedad o depresión, pero también se puede relacionar con los trastornos vasomotores que despiertan varias veces a la mujer durante la noche, lo que, consecuentemente, le hace estar más irritable y cansada durante el día.

Problemática sexual

La sexualidad en la menopausia está deteriorada y disminuida por la edad pero también, durante este período el déficit hormonal, sobre todo el estrogénico, provocará que la respuesta inicial de excitación, que es la lubricación vaginal, se vea muy disminuida. También causarán alteraciones en este aspecto, la atrofia progresiva del epitelio intravaginal y las modificaciones en la vulva, que se volverá más fina y menos extensible.

De todas maneras, y si bien es cierto que con el paso del tiempo puede disminuir la frecuencia de contactos sexuales, la calidad de las relaciones puede mantenerse o, incluso, mejorar a lo largo de los años.

c) Cambios físicos

Síndrome urogenital

Como mencionamos en el capítulo anterior, con el aumento de la esperanza de vida, hay muchas más mujeres de edad avanzada y, en estos grupos de edad, la incontinencia urinaria tiene una gran incidencia, lo que supone un importante problema social.

Los síntomas urogenitales están directamente relacionados con la insuficiencia de estrógenos que conduce a la atrofia de la vagina, la vulva y el útero.

Vagina

Se producen cambios importantes. Con la disminución de estrógenos, la vagina se acorta, se estrecha y disminuyen las rugosidades y la elasticidad. Disminuye también la secreción vaginal. Esto puede traducirse en vaginitis e infecciones, y en la susceptibilidad a los traumatismos, siendo más frecuente la sensación de sequedad, de picor y de irritación haciendo molestas, e incluso dolorosas las relaciones sexuales.

Vulva

El bello pubiano disminuye. El tejido celular subcutáneo desaparece produciéndose un adelgazamiento de los labios mayores quedando al descubierto los menores. La lubricación que producen las glándulas de Bartolino decrece, así como la secreción mucosa ante el estímulo sexual.

Útero

Después de la menopausia disminuye mucho de tamaño y el endometrio se vuelve atrófico.

Vejiga

En el climaterio es usual que la mujer presente incontinencia de esfuerzo, urgencia de micción, etc. Se debe a la pérdida de tono de la vejiga y al adelgazamiento de las paredes que, unido a la atrofia del epitelio de la uretra, origina restos de orina residual en la vejiga, favoreciéndose el crecimiento bacteriano y, por consiguiente, las infecciones urinarias.

Síntomas asociados a la pérdida de colágeno

La piel experimenta cambios muy importantes en el climaterio, tendiendo al envejecimiento rápido que se puede observar por la sequedad, la piel escamosa, etc.

También disminuye el grosor de la piel y su contenido en colágeno, con un ritmo de pérdida mayor en los primeros años (el 30% se pierde en los primeros 5 años).

Enfermedades en el climaterio tardío

Osteoporosis

Hace referencia a la reducción de la masa ósea. En 1990 se amplió el término definiéndolo como fragilidad esquelética debida a la disminución de la masa ósea y al deterioro del tejido óseo, con un incremento de riesgo de fracturas.

Esta redefinición fue un importante cambio conceptual en la medida en que puso el énfasis en las fracturas por fragilidad y facilitó el reconocimiento de otros factores predisponentes, tanto esqueléticos como extraesqueléticos, que conducían a la fragilidad.

La calidad del hueso y su resistencia a la fracturas está determinada por la cantidad de calcio, densidad mineral ósea, medida mediante densitometría.

Aún sin que exista pérdida de masa ósea, las fracturas aumentan con la edad, parece que el efecto de la edad es mayor que el de la disminución de la masa ósea.

La densitometría es un buen predictor de osteoporosis y fracturas a nivel poblacional pero no en el paciente concreto, ya que nos define la densidad mineral ósea pero no puede identificar los sujetos que tendrán fracturas.

Clínicamente la osteoporosis se clasifica en:

- *Osteoporosis tipo I o posmenopáusica.* Afecta a las mujeres desde el comienzo del climaterio con pérdida acelerada de hueso.

- *Osteoporosis primaria tipo II o senil.* Afecta preferen-

41

temente ancianos mayores de 70 años, con pérdida de masa ósea pero en relación directa con la fractura de cadera.

- *Osteoporosis secundaria.* Se da en pacientes con enfermedades renales crónicas, hipertiroidismo, etc.

La pérdida de densidad mineral ósea en la mujer comienza a los 18 años y continúa en forma sostenida. En el climaterio, en relación con la disminución de estrógenos, se deriva un importante aumento del remodelamiento óseo con pérdida de calcio y la consecuente fragilidad. Aproximadamente el 20% de la masa ósea se pierde en los primeros 5 á 7 años después de la menopausia.

Riesgo cardiovascular

Como dijimos, la enfermedad cardiovascular es la primera causa de muerte en la mujer menopáusica. Es muchísimo más alto el riesgo de cardiopatías que el de cáncer de mama.

La deficiencia de estrógenos continuado, con el envejecimiento, aumenta el riesgo cardiovascular. El riesgo de infarto de miocardio aumenta en la menopausia precoz natural 2-3 veces y en la quirúrgica, antes de los 35 años en 7 veces.

Otras enfermedades

Hay otros riesgos de los déficits de estrógenos sobre el cerebro y el sistema nervioso central que hemos mencionado en el capítulo de trastornos hormonales en la menopausia.

Alivio a los trastornos de la Menopausia

La menopausia tiene una mala fama porque se asocia al declive que lleva a la vejez y a innumerables trastornos físicos y psíquicos. Este patrón hace que muchas mujeres, entre 45 y 65 años, se sientan realmente mal, tanto por el propio cambio biológico como por la visión tan negativa que la mayor parte de la sociedad tiene de este período. Pero debemos saber que no es el final de la vida ni una enfermedad en sí misma.

Hoy existen numerosas propuestas terapéuticas para paliar los síntomas que provoca la disminución de estrógenos en la sangre, principal causante de los males que aquejan a las mujeres durante el climaterio.

Alivio por el tratamiento hormonal sustitutivo

La menopausia se presenta de forma particular en cada mujer, por tanto las soluciones han de ser siempre individualizadas. La forma de tratarla ha de ser resultado de una consulta a fondo entre la mujer y el equipo de salud.

Cuando el déficit de estrógenos provoca síntomas muy importantes como para alterar, de forma considerable, la calidad de vida o bien hay factores de riesgo que lo hacen aconsejable, se debe plantear la administración de estrógenos que sustituyen los que ha dejado de fabricar el ovario. A esto se le llama tratamiento hormonal sustitutivo (THS).

Debemos puntualizar que sólo vale la pena decidirse a hacer este tratamiento si se ha llegado a la conclusión de que utilizarlo tiene más ventajas que dejar de hacerlo. Esto es importante ya que los efectos de este tratamiento sólo se obtienen si se sigue por largos períodos.

Todo tratamiento y, sobre todo, un tratamiento hormonal necesita una evaluación previa y un seguimiento en el que se tendrán en cuenta las posibles contraindicaciones y los efectos secundarios que puedan surgir.

Como venimos apuntando, las hormonas que juegan el papel más importante en la regulación de las funciones orgánicas y que, por tanto, se deben sustituir cuando son deficitarias, son los estrógenos. Habitualmente se administran cantidades de estrógenos mucho menores de los que el organismo fabrica durante el ciclo menstrual normal. De hecho, para mejorar los síntomas, habría bastante con cantidades bastante bajas, pero probablemente no serían suficientes para una buena prevención para los huesos o el sistema cardiovascular. Habitualmente se ajusta la dosis de acuerdo con las necesidades individuales, a fin de administrar la mínima dosis necesaria.

Las hormonas, debidamente preparadas, se pueden administrar por vía oral y tienen todos los efectos deseados. Se absorben en el intestino y pasan por el hígado, pero se pierde una parte importante de la hormona ingerida. Por eso, recientemente, se están administrando estas hormonas a través de la piel. De esta manera se ahorra parte del trabajo del hígado y se pueden dar dosis más bajas y con la misma efectividad. Las formas más habituales son los parches, que liberan la hormona de una forma constante y progresiva. Se han de cambiar una o dos veces a la semana. O bien a través de un gel que se administra diariamente.

Si la menopausia no ha sido por motivos quirúrgicos, es decir, si no se ha extirpado la matriz juntamente con los ovarios, la administración continuada de estrógenos estimulará el crecimiento exagerado del endometrio de la matriz y, con el tiempo, aumentará el riesgo de desarrollar un cáncer, por eso es imprescindible administrar simultáneamente la otra hormona ovárica, la progesterona.

La administración de progesterona se puede hacer por vía oral o por vía vaginal.

La progesterona es la hormona sintetizada por el ovario en la segunda fase del ciclo menstrual y tiene la función de proteger el embarazo, haciendo cambios en el endometrio para prepararlo a fin de que el óvulo fecundado pueda hacer su nido.

Dependiendo de cómo se administre la progesterona, se presentarán o no pérdidas similares a las reglas. En los tratamientos secuenciales se toma progesterona de diez a catorce días cada mes y cuando se interrumpe el tratamiento se presenta, generalmente, una regla, ya que el endometrio ha recibido un estímulo parecido al de un ciclo menstrual.

En cambio, si se administran diariamente pequeñas cantidades de progestágenos, tratamientos llamados combinados,
se impide el crecimiento del endometrio y no se presenta la
regla. Como mucho, pueden presentarse pequeñas pérdidas
de forma irregular.

Los beneficios de la THS (terapia hormonal sustitutiva)
están en que actúa directamente sobre los problemas concretos. Su objetivo es aliviar los sofocos, la sequedad vaginal,
los trastornos urinarios asociados a la menopausia. Pero
también se administra para prevenir la pérdida de colágeno,
la aparición de osteoporosis o de arteriosclerosis; así como
para proteger a la mujer de demencia o de enfermedades
cardiovasculares.

Durante mucho tiempo la clase médica se ha venido plan-
teando si el hecho de tomar estrógenos aumenta la incidencia de cáncer de mama y, aunque no está aún totalmente clara esa asociación, sí se recomienda que las mujeres que ten-
gan un riesgo elevado de padecerlo, se abstengan de utilizar
esta terapia sustitutiva, pero siguiendo siempre las recomendaciones de su médico.

Para las mujeres con riesgo de osteoporosis y de enfermedades del corazón, la terapia con estrógenos es recomendable ya que los beneficios compensan los riesgos, pero no se
prescribirá a mujeres que sufran o hayan sufrido cáncer de mama
o endometrio. Tampoco a aquellas que presenten tumores
ováricos estrógeno-dependientes o melanoma, enfermedad
hepática grave, antecedentes de tromboembolismo, síndromes
varicosos muy severos o alteraciones de la coagulación san-

guínea. En todos los casos mencionados es recomendable acudir a otros tratamientos no hormonales a los que nos referiremos más adelante.

LAS HORMONAS Y SUS FUNCIONES

Una hormona es una sustancia química segregada en los líquidos corporales, por una célula o un grupo de células que ejerce un efecto fisiológico sobre otras células del organismo.

Las hormonas son sustancias fabricadas por las glándulas endocrinas, que al verterse al torrente sanguíneo activan diversos mecanismos y ponen en funcionamiento ciertos órganos.

La principal glándula es la hipófisis, ubicada en la base del cráneo. Ésta regula el funcionamiento de otras glándulas como la tiroides, las suprarrenales, el ovario, el páncreas, etc.

La hipófisis produce hormonas como por ejemplo:

– Hormona de crecimiento o somatotrofina.

– Tirotrofina, que estimula la glándula tiroides.

– Luteotrófica, que controla el desarrollo de los órganos sexuales.

– Hormona antidiurética, que controla la intensidad de eliminación de agua.

– Ocitocina, que favorece la lactancia.

Hay cuatro hormonas que intervienen en el Plan anti envejecimiento:

1. Pregnenolona. Segregada en gran medida por las glándulas suprarrenales juega un papel importante en las funciones cerebrales, específicamente en la memoria, pensamiento y alerta. Es efectiva para combatir la fatiga. La producción de pregnenolona declina con la edad. El organismo produce un 60% menos de esta hormona a los 75 que a los 35 años., esto disminuye la claridad de pensamiento, la memoria, la habilidad creativa y de cálculos.

2. De hidro epi androsterona. Es producida por la corteza de las gándulas suprarrenales. Estas glándulas producen unos 30 mg de DHEA al día en los hombres y la mitad en las mujeres, aunque las cantidades varían notablemente con la edad. Desde el nacimiento, la DHEA sigue varios ciclos hasta alcanzar su punto máximo alrededor de los 20 años. A partir de ese momento comienza la declinación a un ritmo del 2% anual. A los 80 años sólo se tiene entre el 10% al 15% de DHEA que se tenía a los 20 años.

Entre otros efectos esta hormona ayuda a reforzar el sistema inmunológico, es un potente antioxidante, mejora la distribución de la grasa corporal, incrementa el deseo, la actividad sexual.

3. Melatonina. Segregada por la glándula pineal, ubicada en el cerebro, interviene en importantes funciones como la de regular el sueño, la vigilia y la adaptación a las estaciones. Estimula la actividad inmunológica y previene las enfermedades cardíacas y degenerativas. Alivia y protege de los efectos negativos del stress.

4. Somatototrofina. También llamada "hormona de crecimiento" es segregada por la adeno hipófisis. Produce crecimiento de todos los tejidos del organismo capaces del mismo. Causa aumento del volumen de las células y favorece su reproducción.

Además: Aumenta de la producción de proteínas. Disminuye de la utilización de hidratos de carbono. Moviliza y utiliza las grasas para obtener energía

Es llamada por algunos la "Hormona de la juventud" porque interviene en el rejuvenecimiento de la piel, estimula el corazón, disminuyendo el riesgo de accidentes cardíacos, disminuye el riesgo de accidentes cerebrovasculares y previene la osteoporosis

Esta hormona, abundante en la juventud, se reduce sustancialmente después de la cuarta década de la vida. De ella depende mucho la vitalidad, y además, es necesaria para propiciar la síntesis de proteínas de todo el organismo.

Tratamiento hormonal sustitutivo para los diferentes síntomas

Estudiaremos, un poco más en profundidad este tratamiento para los diferentes síntomas.

Terapéutica hormonal sustitutiva (THS) y prevención de la pérdida ósea

Durante años se ha considerado que la terapéutica de primera elección para la prevención y el tratamiento de la osteoporosis, en la mujer posmenopáusica, es la terapia estrogénica. Esta terapéutica se ha demostrado altamente eficaz en la prevención de la pérdida ósea. Incluso hay estudios que demuestran que es capaz no sólo de mantener, sino incluso de incrementar la densidad mineral ósea de las mujeres posmenopáusicas tratadas.

En cuanto a la duración total de la terapia existe una gran controversia.

Si se analiza la evolución de la masa ósea de la mujer climatérica puede observarse que durante los 5 años posteriores al momento de instauración de la menopausia se produce una pérdida ósea equivalente al 60% del total perdido a lo largo de la etapa climatérica y alrededor del 40% de las pérdidas de toda la vida de la mujer. Según estos datos, cualquier terapia, desde el punto de vista de la prevención, debería mantenerse hasta que hayan transcurridos 10 años desde el inicio de la menopausia. De esta manera se conseguirá que la pérdida abundante de masa ósea se retrase esos 10 años, tiempo que podría ser suficiente para evitar que la mujer desarrolle una osteoporosis o, al menos, se minimice el impacto sobre su calidad de vida.

En cualquier caso la decisión acerca de la suspensión o finalización de la THS no puede ajustarse a un patrón cronológico rígido y de carácter general. Cualquier decisión deberá valorar el conjunto, lo que obligaría a mantenerla mientras existan objetivos terapéuticos concretos y siempre que el beneficio obtenido con la prolongación de la terapéutica sea superior al riesgo que pudiera derivarse de su administración. Todo esto implica la necesidad de realizar, de forma periódica y consensuada con la mujer, un balance riesgo-beneficio, que sea objetivo e individualizado.

En cuanto a la duración del tratamiento, debe tenerse en cuenta que períodos cortos de tratamiento no van a afectar positivamente a la masa ósea, ya que se ha demostrado que una vez suspendido éste se produce un efecto "rebote" de pérdida ósea, que puede situar a la densidad mineral en valores incluso inferiores a los que la mujer habría tenido si no hubiera realizado ningún tipo de tratamiento durante este período.

Terapia hormonal sustitutiva y procesos cerebrales

Se ha demostrado tanto "in vivo" como "in vitro" que los estrógenos, además de afectar a las neuronas, influyen sobre las células de la glía en el cerebro y sobre alguna de las proteínas que éstas expresan.

En estudios con mujeres posmenopáusicas se encontró que los estrógenos mejoraban de forma significativa el rendimiento en las pruebas de memoria verbal y de figuras, y que promovían el flujo sanguíneo cerebral en las tareas de memoria.

El envejecimiento en los varones no se asocia a un declive tan agudo en la función gonadal como la menopausia en la mujer; por lo tanto, parece que la pérdida de andrógenos no es tan catastrófica para el cerebro como la pérdida de estrógenos.

Lo que sabemos es de todos los amplios efectos antioxidantes y neuroprotectores sobre el cerebro. Es evidente que los estrógenos tienen un impacto sobre diversos aspectos de la función cerebral, incluyendo el humor, el control motor, el dolor y los procesos cognitivos superiores, al mismo tiempo que ofrecen un cierto grado de neuroprotección.

La identificación reciente de los diferentes tipos de receptores de estrógenos y los descubrimientos sobre los mecanismos de acción intracelulares han posibilitado la investigación de los efectos de los estrógenos en áreas del cerebro que anteriormente no eran reconocidas como sensibles a las hormonas, sabiendo hoy que los estrógenos tienen una amplia gama de efecto sobre el sistema nervioso central, retrasando, incluso, el riesgo de padecer la enfermedad de Alzheimer.

Terapia hormonal sustitutiva y enfermedad cardiovascular

Hemos mencionado ya que la enfermedad cardiovascular es la primera causa de muerte en la mujer posmenopáusica en la sociedad occidental, superando las tasas de mortalidad por cáncer y por otras enfermedades.

Los estudios epidemiológicos demuestran este aumento de las enfermedades cardiovasculares con el avance de la edad por falta de estrógenos.

La enfermedad cardiovascular es menos frecuente al principio en la mujer que en el hombre, en una relación de uno a tres. Pero conforme avanza la edad tiende a igualarse.

Terapia hormonal sustitutiva y otras molestias

La THS alivia también los sofocos, la sequedad vaginal y los trastornos urinarios asociados a la menopausia. Incluso se administra para prevenir la pérdida de colágeno.

Además, pueden verse mejorados el cansancio, los cambios de humor, irritabilidad y nerviosismo. Y, aunque sabemos que la terapia hormonal sustitutiva no ejerce una actividad terapéutica suficiente en los cuadros mixtos de ansiedad y depresión, sí se ha comprobado que administrando simultáneamente THS y antidepresivos se pueden combatir muchos de los síntomas de la ansiedad y la depresión.

Los cuadros ansiosos asociados a la menopausia pueden también beneficiarse de la acción ansiolítica del THS, pero en caso de ansiedad generalizada, ataques de pánico y agorafobia, se necesitaría añadir algún tipo de ansiolítico, siempre de forma controlada y supervisada por el médico.

Como este tratamiento actúa directamente sobre los problemas concretos, el sueño también puede volver a ser profundo y relajante, lo que proporcionará una enorme mejoría del estado de ánimo.

La piel y las mucosas dejan de estar secas lo que ayuda a tener relaciones sexuales satisfactorias.

Advertencia en cuanto a la THS y efectos secundarios

En contra de lo que se piensa, hay que aclarar que el tratamiento hormonal no hace crecer el vello ni produce cáncer (aunque algunos estudios parecen asociar el THS con un ligero aumento en la incidencia de cáncer de mama). Sin embargo, no todas las mujeres pueden someterse a él.

Es necesario hacerse una revisión completa ginecológica a fin de comprobar que no existe enfermedad alguna en la paciente que desaconseje el citado tratamiento.

Sobre todo será muy importante realizar mamografías para diagnosticar precozmente el cáncer de mama. Es necesario, también, autoexplorarse el pecho al menos una vez al mes y consultar al equipo de salud siempre que se encuentre un cambio sospechoso.

Los efectos secundarios de este tratamiento no pueden generalizarse ya que dependerán de la sensibilidad de cada mujer y de los distintos componentes de los preparados, pero también es cierto que pueden aparecer, con cierta frecuencia, algunos de los síntomas siguientes:

• Mayor sensibilidad y dolor de mamas.

- Hipertensión arterial.

- Tromboembolismo.

- Aumento de peso.

- Edemas.

- Prurito en la piel.

- Náuseas y problemas intestinales.

Tratamientos alternativos al THS

Si la mujer decide no utilizar el tratamiento hormonal sustitutivo la principal alternativa no hormonal la constituyen los fitoestrógenos. En la naturaleza existen diferentes tipos de fitoestrógenos: flavonas, flavonoles, flavanonas, lignanos e isoflavonas; estos últimos son los que presentan una mayor actividad estrogénica.

Numerosos estudios han comprobado que las mujeres orientales presentan menos trastornos en la menopausia debido a que consumen una dieta rica en soja y sus derivados (fitoestrógenos). Además, el Dr. Antonio Castro, jefe del Servicio de Ginecología y Unidad de Menopausia del Hospital de la Paz (Madrid), señala que las mujeres que con mayor consumo de fitoestrógenos pueden presentar menor riesgo de cáncer de mama.

Según el Dr. Javier Haya, jefe del Servicio de Ginecología del Hospital de Getafe (Madrid), los fitoestrógenos se comportan como estrógenos débiles. Presentan una estructura molecular semejante al estradiol, por lo que son capaces de mimetizar su efecto estrogénico pero con una potencia inferior, lo que reduce los efectos negativos.

Ambos expertos han coincidido en que la utilización de este tipo de sustancias no va a sustituir a los fármacos que se emplean en el tratamiento de la menopausia sino que pueden constituir un apoyo para obtener una mejor salud.

El Dr. Haya ha puntualizado que la respuesta clínica con el uso de fitoestrógenos es buena, sobre todo para la corrección de los sofocos, aunque es necesario matizar que este síntoma no desaparece rápidamente, sino que se precisa un mínimo de 12 á 14 días. Por lo tanto, los fitoestrógenos son una buena opción para las mujeres que no pueden, no deben, o no quieren tomar estrógenos.

Resumiendo lo anterior diremos que los fitoestrógenos son compuestos derivados de plantas que han demostrado tener algún tipo de actividad estrogénica. Se comportan como estrógenos débiles y actúan beneficiosamente sobre el esqueleto, el sistema cardiovascular y el sistema nervioso central además de aliviar los sofocos y la sequedad vaginal.

Dentro de estos compuestos hemos destacado, por su acción estrogénica natural, unas sustancias llamadas isoflavonas.

Estos elementos se encuentran en una gran variedad de plantas, especialmente cereales, legumbres y hortalizas, si bien la soja parece ser su fuente más abundante.

Algunos estudios han demostrado que el consumo de soja reduce muchos trastornos de la menopausia incluyendo el riesgo de sufrir enfermedades asociadas como cáncer, osteoporosis o problemas cardiovasculares.

La dosis de soja que se recomienda es de unos 40 miligramos al día, que deben repartirse en dos tomas (una por la mañana y otra por la noche) para mantener más constantes los niveles hormonales.

Los expertos en Fitoterapia sugieren que, para obtener el máximo beneficio de la soja, se tome, como mínimo, durante los 5 años previos a la aparición del climaterio ya que alivia los primeros síntomas, aunque también puede tomarse con posterioridad pues ayuda a prevenir las enfermedades asociadas a la menopausia. Los fitoestrógenos tienen la ventaja de que no producen sangrado, carecen de efectos secundarios y, aunque sus efectos son muy suaves, pueden ser una buena opción para las mujeres que prefieren una medicina natural.

Se comercializan en forma de comprimidos para su ingestión continuada. El médico deberá recomendar la dosis.

La soja es tan importante porque contiene altas cantidades de unos principios activos llamados isoflavonas (genisteína, daidzeína y gliateína).

Ya hemos destacado que las mujeres orientales, especialmente las japonesas, presentan muchos menos síntomas durante la menopausia que las occidentales. Este hecho parece explicarse por el gran consumo de soja durante la vida, ya que esta leguminosa ocupa un lugar relevante en la dieta de Oriente. La soja tiene una gran riqueza proteínica. Es baja en grasas, contiene mucha fibra, calcio, magnesio, hierro, ácido fólico y vitamina B, además de isoflavonas, sustancia que está siendo muy estudiada por ejercer en el organismo efectos parecidos a los estrógenos. Estas "fitohormonas" tienen una estructura semejante al estrógeno que, después de ingeridas y una vez en el intestino, se convierten en moléculas parecidas a las hormonas estrógenas y parecen regular el equilibrio hormonal.

En el reino vegetal existen 1000 isoflavonas diferentes pero es en la soja donde se encuentran en mayor concentración:

100 gramos de soja contienen
300 miligramos de isoflavonas
(otras leguminosas contienen únicamente 5 mg.)

Parece que gracias a las isoflavonas de la soja se ha comprobado que las sofocaciones se reducen hasta un 40%. También parece mitigar otros problemas. Por ejemplo, se ha observado que al incluir soja en la dieta de forma abundante reduce de forma significativa la pérdida de masa ósea total, retardando de esta forma la osteoporosis.

Además de las isoflavonas, la soja contiene otras sustancias, saponinas y fitosteroles, que protegen el sistema cardiovascular, ya que impiden en un alto porcentaje la absorción del colesterol presente en los alimentos.

La soja admite distintas presentaciones, las más usuales son:

- *Aceite de soja*. Parece que no es muy recomendable para freír pero sí para añadir en crudo.

- *Leche de soja*. De aspecto parecido a la leche de vaca pero de sabor muy distinto, no contiene colesterol ni lactosa y proporciona más proteínas y menos grasas e hidratos de carbono que la leche de vaca. La leche de soja o bebida de soja es muy rica en proteínas y hierro, equilibrada en ácidos grasos y rica en ácidos grasos polinsaturados. No tiene colesterol, ni lactosa, ni gluten. Gracias a su riqueza en fitoestrógenos, la soja y todos sus derivados ayudan a prevenir los síntomas de la menopausia.

- *Salsa de soja.* Sirve de aliño y condimento.

- *Harina de soja.* Apreciada en repostería.

- *Lecitina de soja.* Especialmente indicada para regular el colesterol. Favorece el proceso digestivo de las grasas. "Secuestra" las grasas saturadas y las convierte en energía. También se indica en caso de cansancio físico y psíquico, dificultad de memoria y concentración. Gracias a su contenido en fósforo orgánico es capaz de regenerar las células, retrasando el proceso de envejecimiento.

- *Tofu o queso de soja.* Parecido al queso pero su valor protéico es superior.

Alimentación y Menopausia

Además de la soja, entre los alimentos más recomendables para las mujeres posmenopáusicas se encuentran aquellos que aportan ácidos grasos polinsaturados *omega 3*, según el grupo Español de Estudios en Nutrición y Alimentación (GENA). Éstos actúan a dos niveles:

- Disminuyendo la concentración de grasas en la sangre, especialmente la fracción dañina de colesterol y los triglicéridos.

- Reduciendo la agregación plaquetaria y, con ello, la formación de trombos o pequeños coágulos en las arterias, contribuyendo así a la prevención de las enfermedades cardiovasculares, cuya incidencia aumenta en las mujeres de esta edad. También son útiles contra las enfermedades inflamatorias y autoinmunes como artritis, soriasis, etc.

Los beneficiosos *omega 3* se encuentran en el pescado azul, pero también en las nueces. Estas contienen además otros nutrientes de gran interés en la menopausia como son el magnesio y, en menor cantidad, el hierro y el calcio, ambos esenciales en la prevención de la osteoporosis.

Para incluir las nueces en la dieta bastará con que diariamente se utilicen un puñado de nueces, unos 30 grs. (5 unidades):

100 gr. de salmón = 30 gr. de nueces =
5 unidades = 2,2 gr. de ácidos grasos *omega 3*.

Con los avances de la edad es necesario seguir las siguientes recomendaciones:

1. Seleccionar alimentos que contengan nutrientes evitando los que sólo proporcionan calorías, por ejemplo, dulces, alcohol, etc.

2. Evitar alimentos con alto contenido en azúcares sencillos y sustituirlos por hidratos de carbono complejos y fibra dietéticas.

3. Evitar el consumo excesivo de sodio (sal y alimentos muy salados), bebidas alcohólicas y estimulantes.

4. Comer variado para asegurar la presencia de todos los nutrientes necesarios.

5. Promover el interés en la nutrición y su relación con las necesidades específicas durante el período de la menopausia.

6. Estimular un ambiente relajado y distendido durante las comidas.

Una dieta equilibrada resulta esencial después de la menopausia para mantener las mejores condiciones físicas y mentales e incluso un buen sistema de defensas.

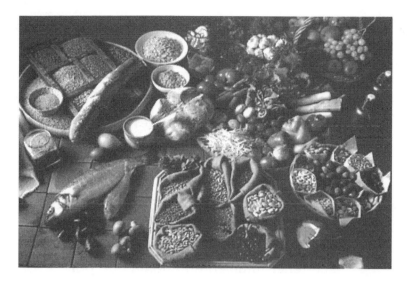

Una alimentación adecuada debería ser moderada en hidratos de carbono, relativamente baja en grasas y con niveles equilibrados de proteínas de alta calidad (de 0,8 a 1 gr. por kilo de peso corporal).

Se recomienda, además, alimentos ricos en fibra y minerales, vitaminas y agua abundante.

Para conseguir un buen equilibrio debemos consumir diariamente:

> • *2-3 raciones de lácteos descremados.* Cada ración puede ser un vaso de leche descremada, un yogur, un trozo de queso.
>
> • *1-2 raciones de carne, pescado huevos.* Se recomienda comer pescado más a menudo y concretamente pescado azul dos veces por semana. Es importante no abusar de grasas ni embutidos. Si se puede comer huevos porque no haya problemas de colesterol

que lo contraindiquen, no se debe pasar de 3 ó 4 huevos por semana.

• *2-5 raciones de hidratos de carbono.* Dentro de este grupo se incluyen los cereales y sus derivados (pan, pastas, etc), las legumbres y los tubérculos. Estos alimentos dan energía y se tendrían que adaptar a las necesidades de cada uno.

• *2 raciones de verdura.* Es importante el consumo de verduras cocidas y, sobre todo, crudas, por su aportación de vitaminas, minerales y fibra. Se debe tener también en cuenta que por su volumen y su baja aportación energética son muy adecuadas para dar la sensación de saciedad y evitar el exceso de otros alimentos más concentrados.

• *2-3 raciones de fruta.* Todas las frutas se consideran alimentos reguladores por su riqueza vitamínica y en minerales.

• *Grasas.* Si bien son indispensables en cantidades moderadas, su abuso puede provocar obesidad y otras patologías como los trastornos lípidicos. Se debe distinguir entre las grasas de origen animal y las de origen vegetal. El exceso de grasas animales (excepto las grasas del pescado azul) es muy perjudicial para la salud. Las grasas vegetales y, muy especialmente, el aceite de oliva es el más adecuado, sobre todo, crudo.

• *Bebidas.* El agua es fundamental para la vida. Es recomendable ingerir de 1,5 á 2 l. diarios. Las bebidas-refrescos y las estimulantes (colas, cafés, tés, etc.) no son necesarias y su consumo excesivo puede ser perjudicial. El alcohol tiene muchas contraindicaciones y si se toma debe ser con moderación.

• *Dulces.* No son necesarios aunque pueden proporcionar gran placer. Su abuso puede ser causa de aumento de peso y pueden desplazar otros alimentos básicos, por ejemplo, la fruta.

Cada ración de alimentos debería contener:

• *Lácteos.* Un vaso de leche, 2 yogures u otras leches fermentadas, 60-70 grs. de queso fresco, 30-40 grs. de queso.

• *Carne, pescado, huevos.* 100-125 gr.de carne o ave, 100-130 gr. de pescado, 2 huevos.

• *Hidratos de carbono.* 50-80 gr. de pan, 60-80 gr. de arroz o pasta (en crudo), 50-80 gr. de legumbres (en crudo), 200-300 grs. de patatas.

• *Verdura.* 200-300 gr.

• *Fruta.* Una pieza mediana o dos pequeñas.

• *Grasas.* Aceite de oliva, 2-4 cucharadas al día.

Modificaciones alimentarias y los problemas de la menopausia

Cuando se llega a la menopausia, la persona que ha disfrutado de una alimentación adecuada durante su vida, puede continuar comiendo prácticamente igual en esta etapa, si bien, a medida que la edad avanza, las necesidades energéticas disminuyen y esto debe compensarse reduciendo la ingesta de forma moderada.

Aumentar la ingesta de verduras, sobre todo crudas (ensaladas, frutas etc.), es el primer paso para afrontar con mejor salud el paso de los años. Estos alimentos son la fuente principal de vitaminas y minerales, con propiedades antioxidantes, que nos ayudarán a ganar la batalla contra el envejecimiento precoz.

De todas maneras, es importante tener en cuenta lo que la revista *Salud OCU* (España, Abril-Mayo, 2002) en su artículo «¿Es posible la eterna juventud?» nos recomienda:

> «Es sabido que las vitaminas son indispensables para tener una buena salud y para que el organismo funciones adecuadamente. Así pues, lo importante es controlar un aporte suficiente de vitaminas en todo momento, y por supuesto, también en edades avanzadas. Ello no quiere decir, sin embargo, que un aumento del aporte vitamínico aumente, en igual medida los efectos beneficiosos para la salud. Una alimentación variada proporciona por sí sola las vitaminas suficientes para el organismo.
>
> En la actualidad, no hay pruebas de que una absorción de suplementos vitamínicos a una edad avanzada ayude a prevenir la aparición de los efectos del envejecimiento y aunque una de las teorías que intenta explicar las causas del envejecimiento atribuye la culpa a la oxidación de las células y a la formación de radicales libres, esto no quiere decir que la ingesta de antioxidantes como la vitamina C y E, sea capaz de frenar el proceso.
>
> Es cierto que, en caso de dietas desequilibradas o incompletas, el aporte vitamínico es insuficiente y los

suplementos de vitaminas pueden ser de gran ayuda para alcanzar la cantidad diaria recomendada. Sin embargo no servirán para parar el proceso de envejecimiento, sino para normalizar la situación. Además, queremos hacer incapié en el riesgo de algunas vitaminas cuando se toman en gran cantidad: un excedente de vitamina A conlleva, entre otros efectos, aumento de la presión intracraneal, modificación de la estructura de los huesos, hipertrofia del hígado, etc., el exceso de vitamina C también puede tener algunos efectos no deseados como la formación de cálculos renales, etc.»

Teniendo a la vista estas advertencias recordemos que los mejores antioxidantes son:

Vitamina C

Esta vitamina regula multitud de procesos metabólicos, llevando a cabo una importante acción antioxidante.

Se halla ampliamente difundida en el reino vegetal, especialmente en los cítricos (naranja, limón, pomelos, mandarinas), bayas (fresas, grosellas), kiwi, melón, espinacas, berros, tomates, patatas, aguacate, brecol, col, cebolla, pimiento verde y perejil.

Vitamina E

Es imprescindible para prevenir los efectos del envejecimiento. Resulta especialmente efectiva si se asocia con la vitamina A y C.

Se encuentra en aceites vegetales (aceite de oliva, girasol y maíz), germen de trigo, vegetales de hoja verde, legumbres, albaricoques, melocotones, papaya, espárragos, zanahoria, etc.

Vitamina A

Actúa frente a las alteraciones de la piel, la vista y las mucosas.

Se encuentra en la leche, los huevos, el pescado graso, en los pimientos, albaricoques, calabazas, quesos, etc.

Manganeso

Es un metal esencial en el metabolismo celular y la formación de material genético.

Los alimentos de origen animal son pobres en este mineral, pero abunda en las plantas y sus frutos, sobre todo en el cacao, alimentos integrales, frutos secos, guisantes, espinacas, habas, té, etc.

Cinc

Interviene como antioxidante en la síntesis y regulación de encimas, en los procesos de traducción de la información genética y en el desarrollo a nivel epidérmico y capilar.

Entre los alimentos más ricos en cinc están los moluscos, las carnes rojas, los cereales, legumbres, pescado, frutos secos, y huevos.

Selenio

Potencia la acción de la vitamina E y activa el sistema inmunológico.

Se encuentra en la carne, el pescado, el marisco, los lácteos, alimentos integrales, germen y salvado de trigo, champiñones y levadura de cerveza.

No debe tomarse en exceso, fuera de la alimentación, como suplemento ya que puede ser tóxico.

De todos los alimentos, mencionaremos aquellos que tienen un carácter antioxidante más marcado como son:

Las fresas

Son las frutas fuente, por excelencia, de vitaminas C, E y betacarotenos, por lo que resultan agentes protectores de algunas enfermedades de tipo degenerativo.

Las manzanas

Esta fruta es rica en pectinas. Esta sustancia constituye hasta un 15% de su peso en seco y es capaz de disminuir el índice de colesterol, reduciendo la absorción de las grasas y limitando la cantidad de la LDL circulante en la sangre.

Las pectinas secuestran en el intestino a los ácidos biliares y aumentan su excreción final. Pero su función no acaba ahí; sus moléculas complejas están cargadas de iones (magnesio, cobre, calcio...), de agua y de pequeñas moléculas orgánicas. Esto modifica el equilibrio mineral y la calidad de la flora intestinal.

Además de las pectinas, las manzanas contienen vitamina C, fructosa y magnesio que combinadas no sólo afectan a la cantidad de ácidos grasos en circulación, sino que altera su proporción en beneficio de los no saturados.

Uva

Se trata de una fruta rica en vitamina A y bioflavonoides que son eficaces en la prevención de enfermedades cardio-vasculares.

Es más elevado el contenido de antioxidantes en el aceite de uva, en las uvas pasas y en el extracto de semilla de uva.

El vino, con mucha moderación puede ser también una fuente de antioxidantes.

El ajo

Posee sulfidos, sustancias capaces de actuar como funguicidas, antibacterianos y anticancerígenos. Tiene, también, un alto contenido en selenio.

Además de consumir los alimentos mencionados, debemos seguir las recomendaciones siguientes:

- Conservar una aportación adecuada de alimentos proteicos.

- Beber mucha agua para eliminar, por medio de la orina, productos tóxicos.

- Hay que tener presente que las dietas para adelgazar muy estrictas pueden provocar problemas tanto físicos como psíquicos y, además, los quilos perdidos muy deprisa se recuperan fácilmente.

• El ejercicio físico será indispensable para reducir peso.

También es muy importante saber que la prevención de la osteoporosis pasa por la alimentación. Durante la adolescencia una aportación adecuada de calcio permitirá optimizar la masa ósea hasta el límite del programa genético marcado para cada persona. Si las aportaciones son débiles, el crecimiento se produce normalmente, pero los huesos llegarán a ser más frágiles.

En la edad adulta de la mujer, entre 30 y 42 años, un buen aporte cálcico puede frenar la pérdida ósea. Al llegar a la menopausia esta aportación se ha de conservar y, en algunos casos, será necesario un suplemento en forma medicamentosa. Esto deberá decidirlo el equipo médico.

Para cubrir las necesidades de calcio, los productos lácteos son los más convenientes ya que su contenido en calcio es elevado. El calcio de los productos vegetales no se aprovecha tanto.

Tomar cuatro raciones de productos lácteos al día, es conveniente, pero descremados. El problema será fijar el calcio, para lo que necesitaremos la vitamina D. La alimentación nos aporta una cantidad de vitamina D insuficiente cuando reducimos el aporte de grasas, ya que las grasas de la leche son la principal fuente de vitamina D juntamente con el aceite de hígado de pescado. La vitamina D se obtiene a través de los rayos solares sobre el tejido celular subcutáneo, que contribuye a que la vitamina se pueda sintetizar en la piel. Por lo tanto, tomar el sol, con precaución, y con tiempo limitado, es una medida muy conveniente para fijar el calcio.

Debemos, además, tener en cuenta que la ingesta de una cantidad demasiado abundante de proteínas puede ser perjudicial para el metabolismo del calcio, por lo tanto es aconsejable comer la cantidad adecuada de proteínas, por ejemplo, 100-125 grs. de carne o pescado por comida.

El café en exceso aumenta la eliminación del calcio por la orina, por lo tanto no se ha de abusar de él.

En cuanto al alcohol, hay estudios que demuestran que las mujeres que consumen habitualmente más de 25 g/día, equivalente a 250 ml. de vino de mesa, tienen más fracturas de cuello de fémur que las abstemias.

Daremos, por último, en cuanto a la alimentación, los consejos siguientes:

- Comer de manera relajada, sin prisas.

- Saborear la comida.

- Intentar comer a las mismas horas y no saltarse ninguna comida.

- Que la comida (almuerzo o cena) no sea un momento de tensión, que se haga en un ambiente agradable.

- Es mejor comer poco de muchos alimentos que mucho de pocos.

Fitoterapia

El origen de la fitoterapia, tratamiento con plantas medicinales, es muy antiguo. El hecho de que hoy día muchas personas utilizan esta opción y sus nuevas formas de administración (cápsulas, comprimidos, etc.) ha hecho más fiable y cómodo la dosificación de las plantas medicinales.

Recurrir, por tanto, a las hierbas medicinales es muy frecuente y muchas personas piensan que, como se trata de hierbas, pueden tomarlas sin prescripción y que no tienen efectos secundarios; pero esto no siempre es así. Tampoco tienen nada de mágico, aunque en la diferentes culturas se ha ligado a elementos paganos. La mayor parte de las veces, utilizar la fitoterapia de forma inadecuada tendrá, como única consecuencia, la falta de efectos, pero también es cierto que en otras ocasiones puede acarrear problemas de salud.

Por lo tanto debes evitar cometer los errores siguientes:

- No te automediques, aunque sea con una medicina "natural". Acude siempre al especialista. Las hierbas tienen menos efectos secundarios que los fármacos, pero esto no quiere decir que sean siempre seguras. Piensa, como ejemplo, que productos, al parecer tan inocuos como el regaliz pueden aumentar la presión sanguínea en personas hipertensas.

- Ten cuidado de no caer en extremos. El no querer utilizar nunca la medicina tradicional no es sabio. Por ejemplo, se puede utilizar el hipérico para tratar la depresión, pero éste sólo es beneficioso en depresiones leves, hay depresiones endógenas que deberán ser tratadas con antidepresivos convencionales y el no hacerlo sería un grave error para el paciente.

- No te creas todo lo que oyes. Antes de tomar hierbas, aunque te hayan hablado fantásticamente bien de ellas, consulta al médico naturista y, también, a tu médico de familia, por si pudiera interferir con otra medicación.

Teniendo lo dicho en cuenta, destacaremos un número de plantas que han demostrado tener efectos terapéuticos en los problemas de la menopausia.

Problemas hormonales

La salvia

La salvia es la planta femenina por excelencia, debido a sus virtudes terapéuticas.

Puede tomarse en cualquier período, excepto durante el embarazo y la lactancia, debido a su acción farmacológica, fundamentalmente estrogénica.

La salvia sirve para provocar la menstruación, de ahí que

esté indicada en el tratamiento de las reglas irregulares y escasas y la amenorrea (ausencia de reglas)

Alivia los síntomas de la menopausia, como los sofocos y los sudores nocturnos.

Es antisudorífica, antiespasmódica y hormonal. Pero no se ha de tomar a altas dosis ni hacer tratamientos largos ni durante el período que se está menstruando.

Está contraindicada si se sigue un tratamiento farmacológico con estrógenos.

Onagra

Prestaremos una atención especial a esta planta ya que hoy se recomienda mucho su utilización en el período de la posmenopausia. En las flores fertilizadas de la planta de onagra se forman unas vainas alargadas que contienen semillas, estos granitos de sólo unos 2 mm. de tamaño contienen un 25% de aceite con importantes efectos terapéuticos como:

- Mejorar la elasticidad de la piel, regulada por el control de la secreciones sebáceas.

- Regular estrógenos, progesterona y prolactina.

- Influir en la liberación de neurotransmisores en el cerebro.

- Dilatar los vasos sanguíneos.

Se presenta en forma de perlas de gelatina blanda que puede utilizarse por vía oral y tópica y en forma de crema para uso tópico en la piel.

Conduce a una regeneración de las células envejecidas, contiene vitaminas E y F que ayudarán a eliminar de la piel las dolencias y parte de las arrugas debido a la sequedad, regenerando el crecimiento celular.

Cimífuga

Es menos conocida que las anteriores pero ha sido utilizada durante mucho tiempo para dolencias femeninas, especialmente para los síntomas asociados a la menopausia, como los sofocos, la debilidad y la depresión. También es buena para las afecciones reumáticas incluída la artritis reumatoide y la artritis inflamatoria, especialmente cuando va asociada a la menopausia, y para algunos problemas nerviosos como la tinnitus (zumbido en los oídos).

Sistema linfático

La centella asiática, el rusco y el castaño de Indias

La celulitis es una afección "cosmética" que se produce por la debilitación de las estructuras del tejido conjuntivo situadas inmediatamente por debajo de la superficie de la piel.

Esta afectación se conoce también con otros términos como dermopaniculosis deformante o adiposis edematosa. Conforme envejece la mujer, el corium o dermis, se adelgaza progresivamente y se hace más laxo. Esto hace posible que las células grasas "emigren" a esta capa.

Además el examen microscópico del tejido afectado por la celulitis revela distensión de los vasos linfáticos y disminución de un número importante de fibras elácticas que dan firmeza a la piel.

La centella asiática ha demostrado muy buenos resultados cuando se administra por vía oral para el tratamiento de la celulitis y de las venas varicosas, porque ejerce una acción normalizadora sobre el metabolismo del tejido sujuntivo. Por su parte, el castaño de indias y su componente básico, la escina, tiene propiedades antinflamatorias y antitumefacientes que parecen, también, ser útiles para tratar la celulitis y las venas varicosas.

La escina puede administrarse por vía oral o bien puede aplicarse tópicamente.

Si se toman preparados de plantas con principios activos circulatorios como los mencionados, evitaremos, dentro de lo posible, que la celulitis invada el cuerpo de la mujer menopáusica. Desde luego, la mejor manera de impedir que la celulitis sea un problema es hacer ejercicio, beber, por lo menos, un litro de agua al día y tener buenos hábitos alimenticios que posibiliten un correcto funcionamiento intestinal. Pero también tenemos que contar con la circulación sanguínea y con la linfática ya que es fundamental que los nutrientes lleguen a todas las células y que exista una buena eliminación de toxinas.

Con plantas con principios activos circulatorios en los que estén incluídas la centella asiática, el rusco o crusco y el castaño de Indias, estas últimas con una acción específicamente linfática, cubriremos ambas funciones. Otras plantas anticelulíticas son:

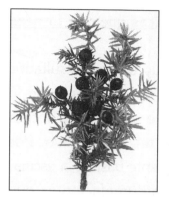

El enebro

Como ayuda externa, reduce los nódulos de grasa mejorando el tono de la piel.

Se puede añadir unas gotas de aceite esencial de enebro en la crema anticelulítica.

También es posible preparar un ungüento añadiendo 15 gotas de aceite esencial de enebro en 100 gramos (una taza) de aceite de oliva extra virgen. Para favorecer la penetración del ungüento se debe aplicar después de un baño caliente.

El abedul

Estimula la diuresis y favorece la eliminación del ácido úrico. Es ideal también para luchar contra la formación de los nódulos de celulitis.

El fucus

Activa el metabolismo. El yodo que contiene este alga estimula el metabolismo y las funciones endocrinas favoreciendo la eliminación de grasa. Además su contenido en alginatos activa el funcionamiento intestinal evitando el estreñimiento.

La alcachofera

Las hojas de alcachofera resultan muy útiles para proteger, depurar y desintoxicar el hígado. Estimula también la diuresis y mejora el color y la luminosidad de la piel.

La milenrama

Es una planta desintoxicante y depurativa que estimula las funciones endocrinas evitando la retención de líquidos.

Problemas genitourinarios

Gayuba

Esta planta está especialmente indicada en las infecciones urinarias porque contiene un componente antiséptico llamado arbutina que descongestiona la vejiga y tiene, a la vez, un efecto diurético.

Otras plantas para los problemas de infecciones urinarios las hojas de mirtilo, el té verde, el brezo, el enebro, eucalipto, tomillo, etc.

Es importante subrayar aquí que la gayuba no debe tomarse por más de nueve o diez días seguidos

Frutos de mirtilo

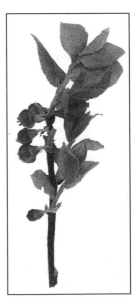

Se llaman arándanos y beber su zumo resulta también eficaz para el tratamiento de las infecciones urinarias debido a que, por una parte, acidifica la orina y, por otra, tiene componentes que reducen la capacidad de adherencia de las bacterias en la vejiga y la uretra. Para que el zumo sea efectivo debe tomarse sin azúcar añadido.

Mejora también la capacidad visual.

Problemas cardiovasculares

Meliloto

Venoprotector y de acción anticoagulante. Pero si se usa de forma prolongada, puede producir varices y hemorroides, igual que el castaño de Indias. Por lo tanto no debe ser utilizado sin supervisión profesional.

Además, esta planta, si se pasa, puede ser tóxica.

Ginkgo biloba

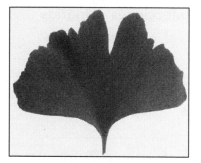

Protege la microcirculación y posee acción antirradicales libres, indicada en casos de mala circulación cerebral, vértigo y envejecimiento prematuro. Mejora también la atención y la memoria, e incluso hay estudios que ha puesto de manifiesto ciertos efectos beneficiosos en la demencia.

Castaño de Indias

Antinflamatoria, útil en caso de varices, hemorroides, fragilidad capilar y piernas pesadas.

Sistema nervioso

Mantener la vitalidad es importante durante toda la vida pero, especialmente, en la menopausia, ya que muchas emociones negativas que la mujer padece en este período, tienen su causa principal en la sensación de fatiga y desánimo, ansiedad y depresión.

La fitoterapia puede ayudar de manera especial en este tema. Recomendaríamos las plantas siguientes:

Hiperico (Hierba de San Juan)

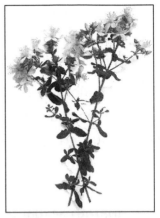

Es una planta valiosa para los problemas del sistema nervioso. Es muy útil para la ansiedad y la depresión, particularmente las asociadas a la menopausia, ya que mitiga los síntomas de los cambios hormonales. Trata la falta de vitalidad.

Pasiflora

Sedante y ligeramente tranquilizante. Útil en estados de angustia. Se puede asociar con la valeriana.

Lúpulo

Es sedante y sustituye un valioso remedio para el insomnio y la excitabilidad ya que ayuda a reducir la irritabilidad y la desazón favoreciendo el sueño profundo.

Mezclado con otras plantas es recomendable para el estrés, la ansiedad y la tensión.

Es bueno, también, para la digestión porque aumenta las secreciones estomacales y calma espasmos y cólicos.

Espino blanco

Tiene marcada acción sobre el corazón. Normaliza la tensión y es un tanto sedante. Útil en caso de palpitaciones.

Con esta planta medicinal hay que tener precaución, ya que puede provocar enlentecimiento del ritmo cardíaco, sobre todo con el fruto que debe ser administrado siempre bajo supervisión médica.

Ginseng

Mejora el estado físico y psíquico en condiciones de estrés. Útil en el agotamiento físico (cansancio y fatiga) y psíquico (angustia y depresiones leves) y, también, en el envejecimiento prematuro.

No es afrodisíaco pero sí que mejora el funcionamiento del aparato sexual femenino y masculino.

Cola de caballo

Remineralizante, diurética, útil para la osteoporosis, procesos degenerativo de la piel, uñas y cabellos frágiles.

Aparato osteomuscular

Harpagofito

Antiinflamatorio y analgésico, muy útil en procesos artríticos y artrosis crónica. Puede, por tanto, aliviar el dolor producido por una serie de problemas musculares o de las articulaciones

Aparato digestivo

Hinojo

Actúa favorablemente cuando hay digestiones lentas y pesadas. Facilita la expulsión de gases.

Anís verde

Es un buen tonificante del estómago y digestivo.

Salvia

Además de lo dicho en cuanto a las cuestiones hormonales, es también digestiva.

Una nota para mis amigas de América Latina

Sé que muchos de los alimentos y plantas medicinales aquí descritos varían según el país y la cultura, pero los principios médicos expuestos en esta primera parte y las características propias de vitaminas, elementos, etc, son comunes para todo el mundo.

Espero que podáis encontrar los equivalentes en vuestro país y que, juntamente con las otras nociones médicas, psicológicas y emocionales, estas páginas también os puedan ser de ayuda.

Me gustaría mucho conocer experiencias y testimonios que os están orientando en esta etapa especial de vuestra vida. Al final del libro podréis encontrar una dirección para escribirme y algo más de información sobre mis otros libros.

Segunda parte

Cómo vivir
esta nueva vida

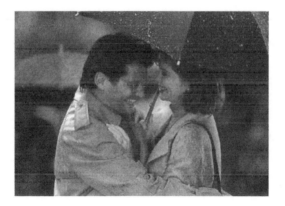

«El privilegio de los privilegios consiste en poder disponer de sí mismo, más que de los demás, manejar la propia vida y no padecerla, organizarla inteligentemente, para que hasta el fin siga siendo hermosa, feliz y tan fecunda como sea posible».

Paul Tournier, Aprendiendo a Envejecer.

El que sea así en la madurez, dependerá de cómo hayamos vivido las etapas anteriores de la vida. Vivir cada época del ciclo vital de manera intensa nos dará la oportunidad de pasar página, con mayor facilidad, y sin tener que volver atrás o quedarnos anclados en etapas evolutivas no superadas.

La vida tiene una única dirección. Debe marchar siempre hacia delante, pero sin saltos bruscos ni retrocesos, y la superación de cada etapa debe llevarnos a la integridad y a la serenidad, no a la desesperación. La integridad es un proceso positivo del que uno forma parte. En cambio, si se opta por la desesperación, la persona llegará a estar impaciente, colérica, depresiva y sin capacidad para aceptar y gozar de cada momento.

Para que esto no ocurra, y la desesperación no te invada, quiero dejarte, en esta segunda parte, nueve recomendaciones prácticas que a mí me están ayudando en estos momentos de mi vida.

El editor las ha incluído en la solapa del libro para que lo puedas recortar y usarlo como punto de lectura o simplemente colocarlo en un lugar visible y cotidiano, por ejemplo, en la puerta del frigorífico. Sé creativa y ayúdate a recordar las cosas que realmente son importantes para ti.

Ten valentía para cambiar, deja la vida sedentaria

Es, quizás, la menopausia el período en nuestra vida en el que tenemos que enfrentarnos a más cambios. Adoptaremos nuevos comportamientos, a los que nos veremos abocadas de forma bastante natural. Nuestro entorno nos llevará a renunciar a ciertas maneras de hacer y tendremos que aprender nuevas habilidades y formas de actuar. Lo importante será saber cuáles son los cambios necesarios y qué pasos debemos seguir para alcanzarlos.

Los cambios serán muchos y diferentes en esta etapa para cada mujer, pero hay algunos que nos van a tocar a todas las mujeres, en esta edad y quiero dejarte, en este apartado, sólo un ejemplo: la necesidad de hacer ejercicio.

Seguramente, a lo largo de tu vida has sido consciente de que el ejercicio físico era importante para tu salud, pero... "¿A qué hora lo practico?", podías preguntarte una y otra vez. La casa, el trabajo y, sobre todo, los hijos llenaban todas las horas del día. Al caer exhausta, por la noche, en el sofá, hubiera parecido casi una burla el pensar que necesitaban hacer más ejercicio.

Pero ahora, a tus posibles cincuenta, tus huesos, tu colesterol, tu figura, etc., te están diciendo que necesitas hacer, entre otros, este cambio, ¿qué pasos seguir?

El primer lugar debe haber *una decisión de aceptar lo que tenemos*. Carl Jung decía, con mucha razón, que no podemos cambiar nada que no hayamos aceptado previamente. Aceptar nuestro "nuevo" cuerpo, sin aferrarnos desesperadamente al "anterior", más joven, más ágil, más..., es inútil. Debemos amar el único vehículo que tenemos ahora para comunicarnos con el exterior, para ver, para tocar, para desplazarnos, y ese amor debe llevarnos a hacer este cambio.

En segundo lugar, *haz lo que tienes que hacer*. La mayoría de las cosas de la vida se aprenden a hacer haciéndolas. Toma la decisión y síguela. Deja claro en tu mente cuándo te comprometes a empezar a hacer ejercicio, dónde y con quién. Seguramente si te buscas una aliada que te acompañe, os podréis animar la una a la otra cuando una de las dos se desanime.

Entre otros ejercicios, hay uno muy fácil y, sin duda, el más barato, es el caminar. Andar una hora diaria puede serte de gran utilidad para tu salud. Puedes hacerlo con una amiga, con tu esposo (él también lo necesita), o con tu perro (si aún no tienes uno, es buen momento para tomar la decisión de adoptar un animal doméstico, te devolverá mucho más de lo que imaginas).

Hoy, los médicos aceptan que no sólo el ejercicio intenso tiene beneficios para la salud, sino que también, el ejercicio moderado tiene ventajas para contrarrestar algunas enferme-

dades graves. Puede reducir, como veremos, los riesgos de enfermedades del
corazón, reducir tu colesterol, el azúcar
y la presión sanguínea. Puede aminorar
el riesgo de osteoporosis y protegerte de
otras dolencias serias.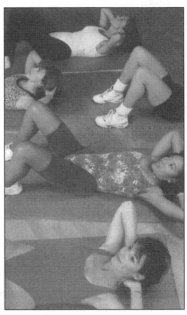

Recuerda que en el cómputo de minutos al día en los que haces ejercicio,
cuenta también la actividad diaria, es decir,
limpiar, subir escaleras, actividades de
jardinería, limpiar el coche, etc. Por lo
tanto, puedes ir acumulando períodos de
actividad física que se sumarán al caminar y al deporte o gimnasia propiamente dichos.

Pero recuerda que si no puedes hacer otra cosa, numerosas investigaciones señalan que, para estar en forma, no hace
falta pasarse horas en un gimnasio; basta caminar durante treinta
minutos cada día. Haciéndolo así podríamos reducir el 40 %
de las dolencias crónicas, de las cuales mencionaremos las siguientes:

Enfermedades cardíacas

El ejercicio moderado resulta muy beneficioso para el corazón. Reduce el riesgo de padecer un infarto. Numerosos
estudios indican que un incremento de ejercicio físico reduce
el ritmo cardíaco y la presión arterial, aumentando, además,
los niveles en sangre del colesterol (LDL) y previniendo la formación de coágulos.

Osteoporosis

El ejercicio diario ayuda a incrementar la densidad de los huesos. Pero el ejercicio debe empezar lo antes posible. Los niños y jóvenes que no llevan una vida sedentaria y hacen ejercicio diario, además de tomar el calcio adecuado, reducen en un gran porcentaje la posibilidad de padecer osteoporosis en la vejez.

Infarto cerebral

Un reciente estudio de la Universidad de Harvard revela que las mujeres que caminan más de 20 horas a la semana tienen un 40 % menos de riesgo de sufrir ictus.

Diabetes

El ejercicio intenso y prolongado ayuda al organismo a controlar los niveles de glucosa en sangre.

Cáncer

Algunas investigaciones, de un tiempo a esta parte, vienen detectando una importante relación entre inactividad y riesgo de padecer cáncer de colon y recto. Parece que el ejercicio también podría prevenir otros tipos de cáncer

Además, recuerda la máxima médica que dice: «El órgano que no se practica, tiende a perder su funcionalidad». No pierdas la funcionalidad de tus huesos y de tu musculatura. Haz ejercicio a partir de hoy.

Cambia tu manera de pensar

Debemos saber que lo que pensamos tiene una influencia tremenda en nuestra calidad de vida. Los pensamientos afectan nuestras emociones y éstos, a su vez, nuestras sensaciones. Por lo tanto, debemos aprender a pensar bien y decidir pensar bien. No en vano y hace casi dos mil años el apóstol Pablo escribiendo a los cristianos de la ciudad de Filipos, en Grecia, les decía: «Todo lo que es verdadero, todo lo honesto, todo lo justo, todo lo puro, todo lo amable, todo lo que es de buen nombre; si hay virtud alguna, si algo digno de alabanza, en esto pensad.» Debemos pensar bien, pero infravaloramos este deber. A pensar bien, también se aprende.

Tómate una pausa para reflexionar, seria y honestamente, en cuanto a tus pensamientos. ¿Tienden a ser negativos? ¿Piensas siempre lo peor? ¿Te cuesta llevarlos hacia el terreno agradable y optimista?

Como profesional de la psicología clínica, puedo asegurarte que, en estos momentos de menopausia, es más importante que nunca el aprender a pensar bien. Desde mi posicionamiento teórico-práctico, desde el cognitivismo, intervengo cada día en mis pacientes ayudándoles a cambiar los patrones de pensamiento que les condicionan la vida de forma muy negativa.

Vuelve a leer las instrucciones del escritor Pablo quien se dirigió a personas que vivían en un ambiente acostumbrado a reflexionar y filosofar. Repasa esos sencillos conceptos y sin ninguna duda podrás mejorar tu estado de ánimo, reducir tu depresión y ansiedad, ayudarte a paliar los síntomas somáticos e, incluso, fortalecer tu sistema inmunológico.

Aprende a discutir de forma constructiva contigo misma. Pregúntate si existen evidencias de que lo que crees y lo que te dices es verdad. Cuestiónate tus pensamientos negativos y sigue las recomendaciones siguientes:

- En momentos de incertidumbre piensa que no tiene porqué pasar lo peor. Más del 90 % de las cosas por las que nos preocupamos nunca llegan a ocurrir.

- Considera, como norma, el lado positivo de las cosas.

- Sé optimista con respecto al futuro. El hecho de que pienses mal y te preocupes, no va a cambiar las cosas. Ocúpate, haz lo que puedas en cada momento y circunstancia, pero no pases puentes antes de llegar.

Recuerda que, ahora, necesitas más que nunca estas instrucciones, porque no son las circunstancias las que nos hacen felices o desdichadas, sino nuestros propios pensamientos.

Busca el fundamento espiritual para tu vida

Quizás hasta ahora, tus prioridades han sido tu familia, conseguir cosas materiales, tener una buena posición, etc. Ahora has pasado el ecuador de tus días, tienes lo que tienes y posiblemente has alcanzado el techo en tus logros, posición y posesiones. La mayoría de nosotros hemos luchado por tener lo que tenemos. Sin embargo, ahora las cosas parecen perder importancia. Ni siquiera nos parece tan relevante nuestra profesión o nuestra carrera.

En unos años más, las pérdidas que sufrimos ahora se unirán a otras que irán llegando, y la senectud hará su aparición. Quizás, incluso, los bienes materiales, nuestros muebles, nuestras pertenencias, por las que tanto hemos luchado, no cabrán en el hogar que ocupemos en nuestros últimos años. Muchas de nuestras fotos y títulos, que tanto nos costaron conseguir, irán a parar a una caja que alguien volverá a destapar, o no, cuando nosotros ya no estemos.

Por lo tanto, desde este cenit de los cincuenta, te animo a ordenar tus prioridades.

En primer lugar, es hora de recordar nuestra vida espiritual. No vamos a vivir para siempre y, ahora somos más conscientes de este hecho que nunca. La muerte se hace más familiar y cercana y eso nos produce miedo y desazón.

El psicólogo Paul Tournier, citando a Epicuro y su célebre razonamiento con el que suponía vencer el miedo a la muerte, diciendo: «¿Cómo puedo temer a la muerte? Cuando yo soy, la muerte no existe y cuando la muerte es, yo no existo», afirmaba: «Este razonamiento es impecable y ningún filósofo de la historia pudo jamás refutarlo de modo racional. Es indudable que mientras estoy vivo, la muerte no está presente; pero en mi alma está la consciencia de la muerte, la perspectiva segura de la muerte y su emoción inevitable». Por lo tanto haremos bien en familiarizarnos con ella, tomándola como un hecho tan seguro como el nacimiento.

Y si aceptamos la posición de Sartre, que nos dice que «la vida, en la medida que se prolonga, está exenta de muerte» y que «el hombre es un ser para la vida y no para la muerte» nos condenamos al irrealismo, al rehusar esa realidad inevitable, que dará lugar al final de nuestros días, en esta tierra.

Esta cuestión de la vida y la muerte nos lleva a plantearnos cuestiones tan trascendentales como la de la existencia de Dios. Quizás este tema lo hemos ido aparcando en los años pasados pero ahora, cuando nos damos cuenta con M. Eliade que «no somos sólo mortales sino también, moribundos» en el sentido de que vamos muriendo, poco a poco, y que nuestras pérdidas nos dan noticia de ello, se nos hace imprescindible, al menos para mí, tener fe en Dios.

Schelling dice que «nacemos con la idea innata de Dios, que le traemos incorporado en nuestro "disco duro", pero en muchos casos "lo aparcamos" hasta que algo sucede que nos hace sentir vulnerables o en peligro». A lo largo de mi vida he visto morir a bastantes personas y he de decir que, frente a la muerte, es muy difícil ver a alguien "ejercer" de ateo.

Tengo la convicción, como psicóloga, como esposa y madre, como un ser humano más en medio de este mundo intranquilo que Dios es nuestro Creador y que, además de querer solucionar el problema de la muerte, ha tenido y sigue teniendo, un interés y propósito para nuestras vidas. Si hasta ahora no lo has hecho, es hora de que inicies una relación personal con el Creador.

La fe tiene un valor incalculable, da sentido a la vida, da una perspectiva nueva a las situaciones complejas, da alivio en momentos de crisis, y llena esperanza de que no todo termina aquí. A veces, cuando comento con mi querido esposo la sensación de vértigo que me produce el rápido paso del tiempo, él siempre me contesta con una de sus frases preferidas: "pero cariño, tenemos la eternidad".

Y si tenemos la eternidad, ¡debemos prepararnos para ella!

Los que somos cristianos creemos que Jesús, Dios hecho Hombre, vino a esta tierra para que nosotros pudiéramos arreglar la separación que se había hecho a causa del pecado, separación auténtica entre nosotros y Dios. Él se hizo hombre, naciendo de la virgen María, por la obra –realmente incomprensible por nosotros– del Espíritu Santo, para establecer un puente que eliminara esa separación.

Este hecho, del que tanto hemos oído en nuestras latitudes, puede arreglar nuestra vida, después de esta vida. Dios, encarnado en Cristo, vino a morir, «para que todo aquel que en Él cree no se pierda, sino que tenga vida eterna». (Evangelio de San Juan, cap. 3, vr. 16).

Landsberg, en su *Ensayo sobre la Experiencia de la Muerte* (París, 1951) dice que «la aceptación de la muerte, transforma la muerte»; pero el Cristianismo no minimiza la muerte por el hecho de la aceptación, asumiendo de forma más o menos catastrofista que todo lo que nace tiene que morir, sino por la creencia de que la muerte no es el final. El creer en la resurrección no suprime la importancia de ese paso difícil, pero le da otra perspectiva. Como decía Pablo a otros griegos, comentando acerca de la resurrección: «¿Dónde está oh muerte tu aguijón?¿Dónde, oh sepulcro, tu victoria?»

La religión no se puede recetar, constituye un asunto totalmente personal e intransferible, pero recientemente hay investigaciones que sugieren que tener fe y, por lo tanto, una vida espiritual rica, ayuda a mejorar la salud, porque da una razón para vivir, esperanza para la vida después de la muerte y apoyo y consuelo en las pérdidas.

«Vivir con Dios es participar de su eternidad; quien tiene un pie en el infinito puede aceptar su final.» (P. Tournier)

Piénsalo, investiga y decide.

Pon orden a tu alrededor

Tu vida interior y lo que te rodea se interrelacionan y se influencian mutuamente.

La menopausia es un tiempo en el que, debido a todo lo que vivimos, el caos interno puede invadirnos. Debemos, pues, ser muy ordenadas con lo que nos rodea.

Quizás para poner orden deberás deshacerte de elementos que has ido acumulando con el tiempo. Ahora comprendes que puedes prescindir de muchas cosas. Transforma tu mundo aportando simplicidad, pero tu casa debe seguir siendo tu hogar, con tu sello personal. No debes perseguir tener una casa como un museo, sin una mota de polvo, pero sí que te sientas cómoda, con orden y armonía a tu alrededor.

Nuestro estado de ánimo puede cambiar al limpiar y ver ordenada una habitación, un escritorio o incluso un cajón. Por lo tanto, ponte manos a la obra y aligera tu espacio, deshazte de las cosas innecesarias, aquellas de las que siempre dices que "puedes necesitar algún día". Si no las has necesitado ya, seguramente "ese día", no llegará. Organiza las cosas de forma ordenada. Establece sistemas de clasificaciones, te ayudará a encontrar las cosas, sin ponerte nerviosa,cuando la memoria te falle.

Pero, independientemente de lo que hayas conseguido en este terreno del orden, es importante que no te obsesiones. Sé flexible. La flexibilidad es una cualidad que te ayudará enormemente a no anular tu sensibilidad interior.

Sé consciente de lo que te aportan tus sentidos

A veces, pasamos por la vida sin darnos cuenta de los beneficios y el placer que nos aportan nuestros sentidos. Es hora de que les hagamos más caso y que aprendamos a disfrutar de ellos.

¿Has pensado en el sentido del tacto? Tu piel, con sus numerosísimas terminaciones nerviosas te puede servir como un precioso instrumento de comunicación afectiva.

Acostúmbrate a acariciar a los tuyos. Hoy en día hemos perdido bastante de esa preciosa costumbre. En Occidente, cada vez, nos distanciamos más los unos de los otros.

Se han hecho numerosas investigaciones con animales en cuanto a la importancia de las caricias. Los investigadores Harlow han estado, por años, estudiando las conductas de los simios, deprivados de caricias, durante la primera infancia, llegando a la conclusión que los que no recibían el calor del tacto materno, eran simios más agresivos, no establecían bien sus relaciones, se autolesionaban y no eran capaces, ellos mismos, de dar afecto.

Hay, también, una reciente investigación publicada en cuanto al comportamiento de las ratas. Parece que estos animales si no reciben los lametazos de sus madres, como caricia, presentan problemas, incluso metabólicos, en relación con aquellas ratas a las que sus madres han lamido, siguiendo su instinto materno.

Si esto es verdad para los animales, ¡cuánto más lo es para los seres humanos! Necesitamos ser acariciados, abrazados, tocados.

Disfruta del sentido del tacto, aprecia lo que tocas, sé consciente de la informaciones que te devuelve tu piel y, no sólo a partir de tus manos, descálzate de vez en cuando, camina sobre la hierba o el suelo tibio, calentado por el sol. Nota la ropa en tu piel. Date un baño. Agradece el placer que te proporcionan los abrazos de tus seres queridos.

En cuanto al sentido de la vista, creo que es de los más apreciados, quizás porque perdemos capacidades visuales, a lo largo de los años, y eso nos hace más consciente de su valor.

Pon flores siempre que puedas, míralas, verás en ellas al Creador-artista. ¿Quién puede hacer algo así? Mirando la perfección de una flor, se necesita más fe para no creer en Dios que para creer en Él.

Utiliza cada vez más tu sentido del oído. Vivimos inmersos en un mar de sonidos. Discrimínalos. Este sentido está en continua actividad, aprovéchalo para tu bien. Pon música, tiene un gran poder terapéutico. Haz tu historia musical. Reconoce la música que te relaja, reconoce la que te evoca buenos recuerdos, deja que la música te ayude a cambiar tu estado de ánimo.

Intenta, también, aprender a escuchar el silencio, verás que no existe, siempre hay algún sonido, aunque estés en un entorno de mucha calma, cerca del mar o en el bosque. La naturaleza, con sus sonidos, también, cuenta la gloria de Dios. El canto de los pájaros, el ruido del viento, el sonido del río, o de las olas pueden ser muy relajantes y reparadores. Acostúmbrate a utilizarlos.

En cuanto al sentido del gusto también necesita de cierta educación. Por años, con todas las prisas, hemos comido deprisa, con fines nutritivos pero sin parar a pensar el placer que el gusto nos proporcionaba.

El mundo en el que vivimos, con su culto continuado a los "cuerpos diez" nos lleva, continuamente a alimentarnos de productos bajos en calorías, altos en fibra, sin.... con... Total, que sustituimos los placeres del paladar por unas dietas muy cuestionables y sin apenas sabor.

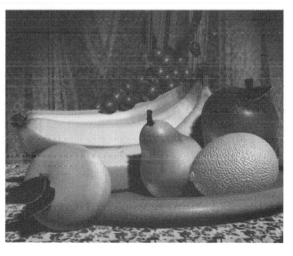

Podemos y debemos volver a disfrutar del gusto de las cosas. Come una fruta, está atenta a su sabor. Disfruta de cualquier plato sencillo, degústalo con tiempo. Bebe una taza de té o café, haciendo de este acto simple un auténtico ritual, utilizando la mejor taza y valorando el momento.

El sentido del olfato tiene también gran importancia ya que puede reavivar recuerdos escondidos. También puede salvarnos de algunos peligros, avisándonos de comidas en mal estado, escape de gas, etc.

Toma tiempo para disfrutar de los olores que te gustan, goza de un perfume o del olor de una sopa. Cómprale a tu esposo la colonia que te gusta. Explícale que un hombre que huele mal pierde mucho de su atractivo.

Que esa madurez, que has alcanzado con el tiempo y te has ganado a pulso, te haga ser consciente de lo que te aportan tus sentidos y de disfrutarlos.

Cultiva relaciones interpersonales positivas

La soledad es la prueba más común por la que tenemos que pasar cuando nos vamos haciendo mayores.

P. Ricoeur en su *Vraie et Fausse Angoisse* (1956) dice que «las relaciones humanas estimables son las que se dan entre un pequeño número de personas, como el amor y la amistad.»

Esas relaciones sociales estimables constituyen uno de los mejores apoyos para la calidad de vida, entre otras cosas, y sobre todo, porque palían nuestra soledad, pero también porque nos ayudan a no estar tan centrados en nosotros mismos.

Por lo tanto, mantener unas buenas relaciones con los demás, aunque sea un trabajo duro, vale la pena. Tener amistades es una fuente de dicha, especialmente al ir haciéndonos más mayores, ya que tenemos más posibilidades de quedarnos solos.

Nuestros hijos que, hasta hace poco llenaban cada rincón de la casa con su "omnipresencia" (ellos, sus amigos, su ruidosa música, sus ropas por todas partes, su desorden del que tanto nos quejábamos y ahora tanto añoramos), se van marchando. Nos damos cuenta que de un día para otro la casa va quedándose grande. Los primeros días, semanas y, aún, meses, nos cuesta abrir, sin cierta nostalgia, las habitaciones que ya no ocupan nuestros hijos. ¡Cuánto orden! ¡Habíamos pedido que fuera así, por años, pero con ellos dentro!

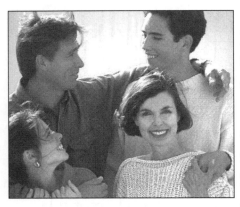

La realidad es que nuestros hijos se han independizado, afortunadamente para su salud mental (y la nuestra).

Pero, volviendo al tema que nos ocupaba, necesitamos, más que nunca, paliar la sensación de soledad, tener amigos, compartir con ellos experiencias pasadas comunes y hacer planes de futuro.

Empezamos a comunicarnos con los demás desde nuestra más tierna infancia, pero eso no implica que lo sepamos hacer bien. Nos es fácil estropear una relación y, normalmente, nuestras palabras tendrán mucho que ver con ese hecho. Las palabras pueden matar o dar vida a una relación.

Además de hablar bien, también debemos aprender a escuchar. Pero escuchar no es sólo permanecer en silencio, es un proceso que requiere una participación activa. Escuchamos con los ojos, además de con los oídos, es decir, con toda nuestra atención. P. Tournier dirá que «amar de verdad es escuchar». Todos necesitamos sentirnos escuchados, comprendidos y amados. Esto requiere un aprendizaje. ¡Practícalo!

En nuestras relaciones sociales es importante, además, aprender a manifestar nuestro aprecio, agradecimiento y un profundo nivel de comunicación, desde la amabilidad y el respeto. Hay personas a las que esto les es muy difícil, decir un cumplido les parece fuera de lugar y se sienten como falsos y avergonzados. Sin embargo, el ser amable, como norma de vida, puede cambiar tus relaciones. Todos necesitamos caricias verbales. Sin caer en la falsedad y la superficialidad, busca las oportunidades que te da el día a día para ser bálsamo. Para saber los resultados que tienen los elogios, practícalos con frecuencia y observa, te sorprenderá.

Además debes desarrollar tu empatía. La empatía consiste en ponerte en el lugar del otro. Desde la empatía podrás comprender en lugar de juzgar y eso te ayudará enormemente con los demás.

Pero la empatía es beneficiosa cuando es equilibrada. Debemos ponernos en lugar del otro pero con el control de nuestros propios sentimientos. Las emociones de los demás no deben afectarnos hasta el punto de que perdamos nuestro equilibrio personal.

Disfruta más que nunca de tus amigos, intégrales en tu mundo, pero sin perder tu independencia, privacidad e intimidad.

Practica el contacto personal, la comunicación profunda, el apretón de manos. La sociedad está enferma de soledad. Lucha para que en tu "minimundo" haya algo más que contactos convencionales y superficiales.

Pero, sobre todo, si estás casada, acércate a tu marido. Cuando nos hacemos más mayores experimentamos la necesidad de una intimidad más estrecha. Y esta necesidad se colma, para los cónyuges bien avenidos, con la incomparable felicidad de madurar juntos. Para lograr tal felicidad se ha tenido que luchar mucho, superar muchas crisis pero, no debemos bajar la guardia, tenemos que seguir cuidando la relación para que no muera.

Aunque a esta edad, que ronda los cincuenta, nos entendemos con nuestro cónyuge con pocas palabras y aún el silencio expresa, de por sí, la intensa comunión entre ambos, no debemos cerrar los canales de comunicación verbal y no verbal. Alguien ha dicho que «las relaciones se mueren por lo que no se dice».

Debemos afrontar, pues, con diálogo sincero, todos los problemas que esta nueva etapa de la vida nos proporcionan. Reencontrarnos, después de haber estado tan absortos e involucrados en las vidas de los hijos. Divertirnos juntos, tener complicidad y luchar por seguir enamorados, retomando un diálogo que nunca hubiéramos debido interrumpir, en caso de que lo hayamos hecho.

El progresivo avance de la comprensión mutua permitirá una comunicación más auténtica. En realidad, con el paso de los años, marido y mujer llegan a parecerse mucho y esto hace posible una relación que, en los años más jóvenes, no hubiéramos soñado. Con la edad se establece un equilibrio más armonioso entre los tres factores del amor conyugal: corporal, sentimental y espiritual.

Aprovecha cada minuto del día para recordar y amar a tu esposo. No esperes a que falte para demostrarle tu amor.

Muchos matrimonios, en cualquier edad, pero especialmente al llegar a la crisis de la media vida, se rompen, se aburren o lo que es peor, se maltratan. En cambio otros, aunque les puedan venir dificultades graves o penas increíbles, las viven juntos y estando juntos se sienten protegidos, completos y consolados.

El problema mayor, que no quiero soslayar, es cuando "el otro" se va. Se va la única persona que nos podría consolar de su propia pérdida. La pena, en este caso, se duplicará porque será una pena solitaria. Supongo que ese sufrimiento será el menos comunicable. Nadie podrá entendernos de verdad.

¡Aprovecha, pues, cada momento de esa relación única, no desperdicies ni un minuto, sé feliz con él ahora!

Incorpora más sentido del humor a tu vida

La ciencia empieza a confirmar que el buen humor, el reírse a menudo, puede ser una medicina fantástica. Hay un proverbio bíblico que dice:

> «El corazón alegre constituye una buena medicina; mas el espíritu triste seca los huesos».

Cuando nos reímos hacemos trabajar un buen número de músculos, el ritmo del corazón y la presión sanguínea aumentan, para descender después de las carcajadas, la respiración se hace más rápida y profunda y, además, durante la risa el cerebro libera gran cantidad de endorfinas, reduce el estrés y mejora el sistema inmunológico.

Para que el humor y la risa funcionen tienen que ser un componente cotidiano en nuestras vidas. Ante algunos problemas o situaciones de crisis, podemos luchar, huir o reír. Quizás esto último sería lo más adecuado en un buen número de circunstancias de nuestra vida y nos llevaría a reducir la ansiedad, la ira, los niveles de estrés, y mejorar la sensación de bienestar.

Busca activamente las cosas que te hacen reír, escribe cartas con sentido del humor, ríete de ti misma, buscando el lado gracioso de los acontecimientos. Todo tiene su faceta cómica, pero nunca utilices el humor inapropiado, el desprecio, el sarcasmo y dejar en ridículo a los demás. Estas actitudes no te ayudarán, más bien harán todo lo contrario.

En este apartado, en el que te recomiendo potenciar el sentido del humor, quiero que no te confundas. No estoy animándote a tomar las cosas a la ligera. Se trata de algo muy distinto, me gustaría que relativizaras las situaciones conflictivas, practicaras la risa sana y vivieras de forma optimista.

El tener mal humor es una elección y un hábito, pero como todas las emociones es el resultado de un pensamiento y, por lo tanto, podemos cambiarlo. Tú mandas en tus pensamientos, así que tú eres la única responsable de tu mal humor.

Práctica el estar de buen humor, es otra de las cosas que se aprende a hacer haciéndolo. No has de tener un motivo especial para ello, puede convertirse en tu manera de vivir. ¡Compruébalo!

Incluso, si estás pasando una menopausia "florida", es decir, con multitud de síntomas, puedes parafrasear al clásico y cuando te pregunten qué es la menopausia podrás contestar:

«¿Y tú me lo preguntas? La menopausia... soy yo»

Cuida tu autoestima

Daremos una atención especial a este tema ya que en este período en la vida de una mujer, la relación entre envejecimiento, salud y autoestima es muy estrecha.

Como queda constancia en los capítulos anteriores, las pérdidas que la mujer sufre son múltiples, su cuerpo, sus hijos, sus fuerzas, sus posibilidades de empleo, etc., se ven afectados a la baja y, por lo tanto, el sentirse válida, buscada, necesitada, va siendo cada vez más escaso y, como una consecuencia lógica, la autoestima pierde puntos y esto perjudica la salud, especialmente la mental; a su vez, la falta de salud perjudica la autoestima, generándose así un círculo vicioso en el que la baja autoestima tiende a generar predicciones negativas, que se cumplen. Si crees que no puedes hacer cosas útiles, si piensas que no vales para nada, poco a poco eso llegará a ser una realidad.

Por todo ello debemos luchar para mantener una confianza en nosotras mismas a pesar de todo, sabiendo que somos merecedoras de que nos quieran, nos respeten y de vivir felices, siendo capaces de tolerar la felicidad, como parte importante de nuestra autoestima.

Lo que acabo de decir puede sonar curioso, pero el temor a la felicidad es bastante habitual. Muchas veces pensamos que no merecemos ser felices o nos convencemos, en los ratos de felicidad, que ésta no durará, o que no tenemos derecho a ser más felices que los demás. Necesitamos la valentía para decidir ser felices, huyendo de nuestras voces internas que nos privan de ese derecho.

Vemos, pues, que la autoestima tiene dos componentes relacionados entre sí, uno es la eficacia personal, el creer en nuestras capacidades, y el otro es la sensación de considerarnos merecedoras del respeto, que entraña expectativas de felicidad, como algo natural e independiente de las circunstancias. Además, ese respeto hacia una misma, hará que los demás, también nos traten con respeto.

Seguramente para llegar a respetarnos y ser respetados debemos tener claro qué tipo de persona deseamos ser, qué principios deben guiar nuestra vida y qué valores defendemos.

No debemos, sin embargo, confundir autoestima con ser arrogantes o vanidosos. Realmente si una persona presenta esas características de superioridad implica, en principio, que tiene una baja autoestima.

Las personas con alta autoestima no se sienten, ni actúan, como superiores a los demás. Su felicidad se debe a ser como son y a hacer lo que hacen, y no a considerarse mejores que los demás.

Pero si un error es pensar que la autoestima no es necesaria, otro error es esperar mucho de ella, haciendo de ese sentimiento y razonamiento algo espectacular.

La autoestima debe manifestarse, en nosotros, de una manera sencilla. Debe ser un modo de vivir, de hablar, de moverse. Se caracteriza y puede verse, por la tranquilidad y la espontaneidad, que reflejan el hecho de que la persona no está en guerra consigo misma, por la armonía entre lo que uno dice y lo que hace, por la capacidad de disfrute, por un comportamiento firme consigo mismo y con los demás, por preservar la calma y el equilibrio en situaciones de estrés.

Por lo tanto, aunque la autoestima tiene manifestaciones externas, es, sobre todo, una experiencia íntima. Es lo que creemos sobre nosotras mismas, no lo que los demás opinan de lo que somos, o lo que opinan de lo que tenemos.

La autoestima tiene también que ver con la aceptación de uno mismo. No debemos confundir, sin embargo, una cosa con la otra. Mientras que la autoestima es algo que experimentamos, la aceptación de uno mismo es algo que hacemos.

La autoaceptación significa amarse, valorarse y no rechazarse, no estando en confrontación con una misma, de forma continuada. Para conseguirlo debemos aceptar nuestros sentimientos y conocerlos, pero no para seguir siempre sus dictados, sino para hacer lo que debemos hacer, independientemente de lo que sentimos.

Esto significa simplemente que nuestros sentimientos tienen que quedarse muchas veces aparcados. Deberá ser nuestro sentido común y nuestros valores los que nos dicten lo que debemos hacer. Por lo tanto, la autoaceptación tendrá su base en hacer en cada momento lo que debemos hacer, y esto contribuirá en gran parte a elevar nuestra autoestima ya que en último extremo lo que determina el nivel de autoestima es lo que hacemos.

Nathaniel Branden, gran especialista en materia de autoestima, en su libro *Los Seis Pilares de la Autoestima* (1995), nos ofrece los siguientes puntos, necesarios para una correcta estima personal. Estos puntos los analizaremos brevemente:

- La práctica de vivir conscientemente.

- La práctica de aceptarse a sí misma.

- La práctica de asumir responsabilidades.

- La práctica de la autoafirmación.

- La práctica de vivir con propósito.

- La práctica de la integridad personal.

a) La práctica de vivir conscientemente

Tiene que ver con ser conscientes de nuestras acciones, propósitos, valores y metas y con comportarnos de acuerdo con lo que vemos y conocemos. La consciencia, dice Branden, que no se traduce en una acción adecuada es una autoanulación de la mente. Por ejemplo, si somos injustas con alguien en algún momento y no deseamos admitir el error, y no actuamos en consecuencia, es lo contrario a vivir de manera consciente. Debemos, pues, aprender a no evitar el significado y las motivaciones que nos llevan a hacer lo que hacemos.

Por ejemplo, si uno de nuestros valores es la fidelidad conyugal haremos bien en actuar de forma consciente de acuerdo con ese valor que defendemos. No por temer solamente las consecuencias que de eso podrían derivarse sino por vivir conscientemente de acuerdo con ese valor.

b) La práctica de aceptarse a sí misma

Es el segundo pilar de la autoestima. Existe un principio antiguo que dice:

> *«Amarás a Dios con todo tu corazón, con toda tu alma, con toda tu mente... Amarás a tu prójimo como a ti mismo».*

Margarita Burt, en su libro *La Autoestima de la Mujer* (1997), nos habla del aceptarse y, como consecuencia, del amor que debemos tener hacia nosotras mismas. Haciendo referencia a aquel principio pone el amor al prójimo y a nosotras mismas al mismo nivel, añadiendo que aunque la idea principal deesa cita no es la autoestima, sí puede decirse que lo más normal y propio de la naturaleza humana es que uno se ame a sí mismo y que la persona que no se ama a sí misma, está emocionalmente enferma.

¿Te aceptas como eres?, ¿te amas?, o simplemente ¿te sientes enferma? Reflexiona sobre esto y busca la sanidad.

c) La práctica de asumir responsabilidades

El asumir tu responsabilidad es esencial para la autoestima. Debemos admitir lo siguiente:

Cada una de nosotras somos responsables de nuestros pensamientos, de nuestras acciones, de la elección de nuestros valores y, sobre todo, de nuestra felicidad.

Dice Branden:

> «*Una de las características de la falta de ma-durez es la creencia de que es la tarea de otra persona hacerme feliz... Con sólo que alguien me quisiera yo me querría a mí misma... Con sólo que alguien me cuidase...*»

> «*Al asumir la responsabilidad de nuestra vida y felicidad, no sugiero que una persona nunca sufra por culpa de otras o que una persona sea responsable de todo lo que le sucede... Si nos consideramos responsables de los asuntos que escapan a nuestro control ponemos en peligro nuestra auto-estima, pero si niego la responsabilidad de los asuntos que sí están bajo mi control, de nuevo ponemos en peligro la auto-estima. Tenemos que conocer la diferencia entre lo que está bajo nuestra potestad y lo que no lo está*».

A mis pacientes les ánimo a diario a tomar las riendas de sus vidas. Asume tú también el reto de no proyectar en otras tus responsabilidades, asúmelas. Sería bueno que hicieras inventario de los asuntos que están bajo tu responsabilidad, incluso aquellos que te gustaría derivar.

d) La práctica de la autoafirmación

La autoafirmación es, según Branden, el respetar mis deseos, necesidades y valores buscando su forma de expresión adecuada. No significa beligerancia o agresividad, no significa abrirse paso pisando a los demás. Significa la disposición de valerme por mí misma y tratarme con respeto, sin menospreciarme. Equivale a una negativa a falsear mi persona para agradar a los demás.

La autoafirmación va contra los sentimientos inadecuados de inferioridad. M. Burt menciona la frase paulina: «nadie te menosprecie». Pero Burt añade:

> «...incluídas a aquellos a los que no debemos dejar que nos menosprecien, estamos nosotras mismas. Somos las primeras que no debemos menospreciarnos.»

> «¿De dónde vienen esos sentimientos de inferioridad? En gran medida vienen de las experiencias negativas que hemos vivido y esto por una variedad de factores: porque hemos fallado en algo importante; porque nuestros amigos, cuando éramos pequeñas, se burlaron de nosotras; porque nuestro nivel social era bajo; porque los estudios nos costaron mucho; porque nuestros padres nos insultaron llamándonos inútiles, incompetentes, tontas, o nos dijeron que no llegaríamos a ninguna parte, en la vida, y, lo malo, es que lo hemos creído.»

> «Además —añade—, hay otras cosas que contribuyen al autodesprecio o a que otros nos menosprecien. Puede ser que nos sintamos

incapaces de realizar nada por nosotras mismas sin depender totalmente de otra persona.
La codependencia no es sana».

Supongo que es fácil para ti admitir la recomendación: «*Que
nadie te menosprecie*». Esta frase toma especial relevancia
en el mundo de la mujer, en el que tantas veces los hombres
transgreden esta norma, pero quisiera añadir que es todavía
peor que tú misma te menosprecies. Si es este tu caso, ¡deja
de hacerlo ahora mismo!

e) La práctica de vivir con propósito

Para Branden esto significa:

- Asumir la responsabilidad de la formulación de nuestras
  metas y propósitos de manera consciente.

- Interesarse por identificar las acciones necesarias para
  conseguir nuestras metas.

- Controlar la conducta para verificar que concuerda con
  nuestras metas.

- Prestar atención al resultado de nuestros actos, para ave-
  riguar si conducen dónde queremos llegar.

Además nos propone la importancia de "vivir con propósito de forma que la amabilidad se convierta no sólo en una
inclinación, sino en una meta consciente". Muchas mujeres han
encontrado propósito para sus vidas en el servicio altruista,
incluso con los más cercanos.

Como mujeres maduras, a estas alturas de nuestra vida,

debemos que tener muy claro qué significa vivir con propósito.

Parece, pues, que para la autoestima la amabilidad congruente
e intencionada es imprescindible. Proponte cumplir tus propósitos de vida con amabilidad, y yo diría que además con
generosidad.

f) La práctica de la integridad personal

Ser íntegra consiste en la integración de ideales, convicciones,
normas, creencias, por una parte y la conducta por otra. Cuando
la conducta es congruente con nuestros valores declarados,
cuando concuerdan los ideales y la práctica, tenemos integri
dad.

Antes de poder plantear la cuestión de integridad, necesitamos tener principios de conducta, convicciones morales sobre
lo apropiado y lo inapropiado, juicios sobre las acciones co-
rrectas e incorrectas. Sólo pueden ser íntegros quienes tienen
normas y valores.

Cuando nos comportamos de una forma que entra en con-
flicto con lo que creemos que es adecuado, nos respetamos
menos y por lo tanto nuestra autoestima baja.

En la página siguiente hallarás una pequeña encuesta sobre la autoestima que aparece en el libro *HABLEMOS TÚ Y
YO*, de Fernando Campillo, editado también por Recursos
Ediciones. Está orientada para realizarla con tu cónyuge y
contrastar algunas respuestas. Espero que sea una ayuda más
para cuidar tu autoestima.

EL RADAR DE LA AUTOESTIMA

Detrás de nuestro comportamiento y de nuestra manera de hablar y opinar, hay conceptos que debemos revisar. A modo de ejemplo, pongamos en marcha el "radar de la autoestima". Localicemos nuestros sentimientos:

Me cuesta abrirme a mi cónyuge.	1	2	3
Estoy satisfecho de mí mismo/a.	1	2	3
Me da miedo el fracaso.	1	2	3
Soy muy crítico/a con mi cónyuge.	1	2	3
Me desanimo con frecuencia.	1	2	3
Me gusta recibir aprobación de él/ella.	1	2	3
Siempre estoy a la defensiva.	1	2	3
Me cuesta admitir cuando me equivoco.	1	2	3
Tomo decisiones si tengo su apoyo.	1	2	3

Revisa las respuestas con tu cónyuge. Comentadlas. No se trata de reprochar ni de disimular lo que de verdad estás pensando. Basta con ser sincero/a para identificar algunos de los aspectos que conforman vuestra autoestima.

(Dedicar 7-10 minutos a esta evaluación de la pareja)

Dice el refrán: "Tanto eres, tanto vales". La autoestima nace de la imagen que uno tiene de sí mismo y del valor que se da. Cuanto más alta sea, más dispuesto/a estarás para darte a tu cónyuge; cuanto más baja, menos apreciarás tu relación y aumentará tu ansiedad. En general, la autoimagen es la suma de varios factores que combinan la confianza y el valor.

Tomado del libro HABLEMOS TÚ Y YO, Fernando Campillo, Recursos Ediciones.

Maneja tu estrés

Definir el estrés no ha sido fácil. Hans Selye, llamado "padre del estrés", por sus contribuciones respecto a este tema y su conocimiento, lo definía como "la reacción no específica del cuerpo a cualquier demanda que se le haga".

En estos momentos de la vida de la mujer, las demandas de todo tipo la asaltan pero serán, sobre todo, los grandes cambios lo que sumarán más puntos para tener estrés en este período.

Si analizamos la *Escala de Valoración de Reajuste Social*, que transcribimos en la página siguiente, vemos que muchos de los sucesos con un valor medio y alto pueden ocurrir con más posibilidades en esta etapa de la vida.

El estrés es una respuesta del cuerpo y, como tal, es medible por cuanto implica secreciones químicas, que evidencian la reacción del organismo frente a una actividad o una actitud, originando modificaciones en los diferentes órganos del cuerpo, que pretenden asegurar la defensa y adaptación.

No podemos vivir sin estrés. El asunto fundamental es cómo podemos adaptarnos al estrés que se va generando como

Escala de Valoración del Reajuste Social		
Rango	*Suceso vital*	*Valor Medio*
1	Muerte de un cónyuge	100
2	Divorcio	73
3	Separación	65
4	Condena judicial	63
5	Muerte de un familiar cercano	63
6	Enfermedad o dolencia personal	53
7	Matrimonio	50
8	Despido laboral	47
9	Reconciliación marital	45
10	Jubilación	45
11	Cambio en la salud de un miembro de la familia	44
12	Embarazo	40
13	Dificultades sexuales	39
14	Nacimiento de un nuevo miembro de la familia	39
15	Readaptación en el negocio	39
16	Cambio en el estado esconómico	38
17	Muerte de una amistad cercana	37
18	Cambio de trabajo	36
19	Cambio en la cantidad de discusiones matrimoniales	35
20	Hipoteca superior a 12.000 euros	31
21	Próxima finalización de hipoteca o crédito	30
22	Cambio en las responsabilidades del trabajo	29
23	Abandono del hogar por parte de hijo o hija	29
24	Problemas con los familiares políticos	29
25	Logro personal sobresaliente	28
26	Esposa comienza o deja de trabajar	26
27	Comienza o finaliza período escolar	26
28	Cambio en las condiciones vitales	25
29	Revisión en los hábitos personales	24
30	Problemas con el jefe	23
31	Cambio en las horas o condiciones laborales	20
32	Cambio de residencia	20
33	Cambios en el centro de educativo	20
34	Cambio en la recreación	19
35	Cambio en las actividades religiosas	19
36	Cambio en las actividades sociales	18
37	Hipoteca o crédito inferior a 12.000 euros	17
38	Cambio en los hábitos de sueño	16
39	Cambio en la cantidad de encuentro familiares	15
40	Cambio en los hábitos alimenticios	15
41	Vacaciones	13
42	Navidades	12
43	Pequeñas violaciones de la ley	11

De Holmes&Rahe (1967), *Journal of Psychosomatic Research*, Vol. 11, Tabla 3, p. 216

consecuencia de cada una de las reacciones químicas que se van produciendo en nuestra manera de pensar, de relacionarnos con los demás, en nuestro modo de ser, de divertirnos, de trabajar de descansar, de alimentarnos, de adaptarnos a los cambios que nos trae la vida, etc.

Hay dos posibilidades:

- Que las repuestas químicas del organismo se adapten y armonicen con la fisiología del sujeto, sin consecuencias, controlando y canalizando con un sentido motivador. Este sería un buen estrés o "eustrés".

- Que las exigencias químicas que se reclaman al organismo, fruto de un modo de ser y de actuar sean intensas y prolongadas, superando la capacidad de resistencia y ajuste del organismo. Esto se traducirá en nerviosismo, desequilibrio y, como consecuencia, en "distrés" o estrés malo.

Antes de padecer distrés, el cuerpo nos avisa. Los signos de alarma a los que hemos de prestar atención son:

- *Irritabilidad.* Estamos a la que salta, con gran nerviosismo.

- *Baja autoestima.* La persona piensa que no sirve para nada y que nada le sale bien.

- *Cansancio* que se manifiesta con fatiga física, problemas del sueño, la persona duerme mal, lo que la lleva a estar aún más cansada.

- *Problemas cognitivos* como dificultades de memoria, atención y concentración.

- *Pesimismo.* Los pensamientos que nos invaden son muy negativos.

- *Ganas de huir.* Parece que no podemos aguantar más. Necesitamos salir de la situación que nos estresa.

- *Depresión.* Desesperanza, pérdida de la capacidad de sentir placer, ganas de llorar incontroladas, etc.

Hay personas que presentan más posibilidades de entrar en un distrés que otras, por eso deberemos estar atentas a los factores de riesgo:

Estos pueden ser factores extrínsecos a nosotras o intrínseco, es decir de nuestra propia manera de ser.

Los factores externos pueden provenir de causas diversas como son: problemas familiares, problemas económicos, pérdida de familiares o amigos, la salida de los hijos de casa, la necesidad de cuidar a los propios padres y un largo etcétera, que podría ser muy extenso.

Los factores de riesgo intrínsecos tienen más que ver, como hemos apuntado con nuestra manera de ser y con nuestra propia salud. Durante todo el libro hemos venido explicando los múltiples achaques que la mujer tendrá que sufrir en este período y que, por lo tanto, deberemos tener en cuenta. Por otro lado, nuestro carácter, nuestros rasgos de personalidad, también harán que vivamos con más o menos posibilidades de sufrir las consecuencias del estrés. Tendrán más posibilidades de padecerlo las personas muy perfeccionistas, las desorganizadas, las autosuficientes, las que presentan baja tolerancia a la frustración, las que necesitan estar bien con todo el mundo, las que no saben decir "no" y las que no cuidan su cuerpo.

Para no caer enfermos de estrés deberemos periódicamente hacer un alto en nuestro camino y hacer un balance de nuestra vida, desde la serenidad, para ver cuánto estamos gastando de nosotras mismas y cómo nos están afectando las cosas. Si nos damos cuenta de que el balance nos sale negativo, es decir que estamos "gastando" más de lo que recibimos, nuestra situación es de riesgo y deberemos hacer ese alto y estar dispuestas a recibir:

- *Recibir descanso.* Es la mejor medicina para el estrés. Saber descansar, tener días libres, horas libres e incluso minutos de "vacaciones" nos ayudará enormemente.

- *Recibir, con humildad, nuestras limitaciones,* nuestro "nuevo" cuerpo, sus posibilidades, sus dificultades para seguir haciendo lo mismo que años atrás.

- *Recibir los beneficios del ocio,* actividades de tiempo libre, y de las posibilidades de hacer cosas que hasta hace poco, debido al cuidado de los hijos, se nos hacía difícil de hacer.

- *Recibir caricias,* en el sentido más terapéutico de la palabra. La ternura, necesidad psicológica básica de la mujer, se hace especialmente imprescindible en estos momentos de la vida. Los maridos harán bien en leer este libro y entender lo qué está pasando con su esposa en esta etapa, pero, sobre todo, seguir las recomendaciones de este párrafo. Muchas de las psicopatologías que aparecen en las mujeres en la etapa de la menopausia mejorarían e incluso desaparecerían si los esposos cumplieran con su función de tratar a sus esposas con ternura, es decir, con la delicadeza que requieren. La mujer "se rompe" por dentro cuando la tratan con dureza y entonces pueden aparecer estrés, ansiedad y depresión.

Y para terminar te propongo un breve ejercicio de relajación que he encontrado en el *Manual de la salud del cuerpo y la mente*, del que dejo constancia en la bibliografía y que sólo tardarás seis segundos en realizarlo.

Esta técnica fue diseñada para contrarrestar situaciones de estrés y situaciones de emergencia. Es estupenda cuando deseas relajar los músculos y la mandíbula, porque están tensos. Es adecuada para regular la respiración y para activar el sistema nervioso simpático. Para que sea eficaz deberá practicarse varias veces al día, y sobre todo, en situaciones en las que vemos surgir el estrés. Se puede realizar con los ojos cerrados o abiertos.

Paso 1. Presta atención a lo que te está molestando: un teléfono que está sonando, un comentario sarcástico, la necesidad repentina de hacer cualquier cosa compulsiva, un pensamiento que te preocupa. Lo que sea. Esto se convierte en el factor desencadenante para comenzar el reflejo tranquilizador.

Paso 2. En tu mente repite la frase siguiente: *«Mente alerta, cuerpo tranquilo»*.

Paso 3. Sonríe interiormente con los ojos y la boca. Esto te ayuda a detener la tensión facial y evita la expresión de miedo o cólera. La sonrisa interior constituye un sentimiento, más que un hecho obvio que cualquiera puede observar en ti.

Paso 4. Inspira despacio, contando hasta tres, imaginando que la respiración entra por la planta de los pies. Luego espira lentamente. Siente cómo tu respiración se desplaza descendiendo por las piernas para salir nuevamente por los pies. Deja que tus mejillas, tu lengua y los músculos de tu espalda se relajen. Con algunos meses de práctica el reflejo tranquilizador se convertirá en una técnica automática.

Quiero terminar este libro con un párrafo de una novela que una de mis mejores amigas, me regaló recientemente:

«De ella misma no se exige más que verse vivir tal como es ahora. Mientras se arregla el moño sobre la nuca, en el espejo del baño, no se hace más preguntas, ya no se impacienta. Ha dejado de vigilar el lento crecimiento de las canas. Cualquiera diría que se mira de otra forma, sin verse en realidad, o que lo que ve le parece muy bien tal como está. Le importa mucho más que alguien plante una begonia nueva que el surgir de una arruga nueva en el cuello o en la comisura de la boca.

Ya no cuenta las flores marrones sobre el dorso de las manos. Se olvida de la apariencia. Es su último hallazgo, su nueva libertad».

De «La dama de azul»

Bibliografía

Abizanda González, Mercedes y otros. *Atención a la mujer (II)*. 2000. Sociedad Española de Medicina de Familia y Comunitaria, Barcelona.

Allué Creus, Joseph y otros. *La Menopausa, Una etapa de la vida*. 1996. Associación Catalana de Llevadores, Barcelona.

Branden, Nathaniel. *Los Seis Pilares de la Autoestima*. 1995. Ediciones Paidos, Barcelona.

Burt, Margarita. *Autoestima de la mujer*. 1996 Clie, Terrassa.

Châtelet, Noëlle. *La dama de azul*. 2001 Alba Editorial S.L.

Diaz Curiel, Manuel. *Actualización de Osteoporosis*. 2001.Editorial Fhoemo, Madrid.

Kaiser, F.E. y otros. *Mujeres: Envejecimiento y Salud*. 1998. Glosa Ediciones, Barcelona.

McEwen, Bruce. *Los estrógenos y el cerebro*. (art.). Revista de Organon sobre la mujer y la salud. www.organon.com

Navarro Moll, Mª Concepción y otros. *Revista de Fitorerapia*. Vol I Nº 3. 2001. CITA Publicaciones y Documentación S.L., Valencia.

Navarro y Beltrán. *Fitoestrógenos: posibilidades terapéuticas* (art.). Revista de Fitoterapia, 2000. CITA Publicaciones y Documentación, S.L., Carlet (Valencia).

Pita, Mª Jesús. *Menopausia, soluciones naturales para aliviar sus molestias.* Dietética y Salud, Libros prácticos, 1993.

Pizzormo, J y Murray, M.T. Encyclopedia of Natural Medicine. Prisma Publishing 1998.

Rebordosa Serra, Joseph y Rafecas Barnada, Pere. *Menospausia.* 2001. Editorial JRS, Barcelona.

Rovira, Carmen. *La menopausa, una etapa de la vida.* 1996. Associació Catalana de Llevadores.

Sobel, David y Ornstein, Roberto. *Manual de la Salud del Cuerpo y la Mente.* 2000. Editorial Kairós, Barcelona.

Stromberg, Christian. *Remedio natural para las mujeres climatéricas.* Natür uns Gesunheit.

Tournier, Paul. *Aprendiendo a Envejecer.* 1997. Clie, Terrassa.

Varios. *Calidad de vida y menopausia. Breve guía para ayudarle a conocer mejor su nueva situación.* Janssen - Cilag. Madrid

Varios. Cuadros extraídos del Módulo de Formación continuada en atención al individuo. Atención a la mujer. II. Editor SemFYC y Semergen. 2000. L'Hospitalet.

Varios. *Fitoestrógenos y menopausia.* Bioserum Laboratorios, S.L.

Varios. *El colesterol y los problemas cardiovasculares.* Novartris Nutrition, S.A., Barcelona.

Varios. *La menopausia y su atención.* Unidad de Menopausia. Departamento de Obstetricia y Ginecología. I. Dexeus. Barcelona.

Varios. *Menopausia y osteoporosis.* www.tuotromédico.com/temas/menopausia.

Varios. *Mujeres: envejecimiento y salud.* Glosa Ediciones, 1998. Barcelona

Varios. *Osteoporosis. Recomendaciones dietéticas.* Merk. Fauna y Química a la medicina preventiva.

Definiciones

Amenorrea. Es el cese de la menstruación y puede ser transitoria o permanente

Andrógenos. Nombre que reciben las hormonas sexuales masculinas. Fundamentalmente hay dos tipos: la testosterona y la androsterona.

Cistitis. Infección de la vegiga que produce trastornos en la micción.

Climaterio. Se define como el período que precede y sigue al cese de la función estrogénica como resultado del descenso de la función ovárica.

Clítoris. Tejido eréctil muy sensible análogo al pene masculino.

Colágeno. Es una roteína de la piel, tendones, hueso, cartílago y otros tejidos conjuntivos.

Colesterol. Es un tipo de lípido (grasa) muy importante para la síntesis de hormonas esteroideas.

Endometrio. Pared interna del útero cuyo grosor sufre cambios durante las diferentes etapas del ciclo menstrual y durante el embarazo.

Estrógenos. Nombre que reciben las hormonas sexuales femeninas y que son segregadas sobre todo en el ovario. Tienen una importancia vital en los órganos sexuales, en las características sexuales secundarias y en la ovulación.

Hormonas sexuales. Aquellas hormonas que, segregadas principalmente por las gónadas, controlan las características sexuales primarias y secundarias.

Insuficiencia ovárica primaria. Es el equivalente a la menopausia primaria.

Lípidos. Grupo de grasas y sustancias parecidas a las grasas que se caracterizan por ser insolubles en el agua.

Lipoproteína de muy baja densidad (VLDL). Un tipo de lipotroteína que contiene una elevada concentración de triglicéridos.

Lipoproteína de baja densidad (LDL). Un tipo de lipotroteína que contiene un reducido porcentaje de triglicéridos.

Lipoproteína de alta densidad (HDL). Un tipo de lipotroteína que contiene una elevada proporción de proteínas y muy pocos triglicéridos.

Menopausia. Es el cese del sangrado menstrual por un período de doce meses de amenorrea sin otra causa que la natural. También puede ser Menopausia artificial, que es la inducida por medios como la cirugía, radioterapia o disfunción hipofisaria. Cuando acontece antes de los 45 años la Menopausia es prematura.

Mucosa vaginal. Capa más interna de la vagina.

Osteoporosis. Alteración del metabolismo óseo caracterizada por una pérdida importante de masa ósea.

Perimenopausia. Período alrededor de la menopausia.

Premenopausia. Período anterior a la menopausia con menstruaciones regulares.

Posmenopausia. Menopausia establecida, alrededor de doce meses después de la última menstruación.

Progesterona. Hormona sexual femenina segregada por los ovarios cuya función hace completar el ciclo menstrual y prepara al organismo para el embarazo.

Síndrome climatérico. Conjunto de signos y síntomas provocados por el hipoestrogenismo, a corto, medio, largo plazo.

SERVICIO AL LECTOR

Apreciado lector:

Agradecemos su interés en la lectura de este libro y esperamos que haya sido de su plena satisfacción.

Nuestro propósito editorial es que el contenido de este libro sea útil y práctico en su vida personal.

Si desea estar al corriente de nuestras Novedades editoriales, pueden remitirnos esta página directamente a nuestro **SERVICIO AL LECTOR**. También apreciaremos sus comentarios sobre esta obra, que puede escribir en el dorso de esta página o bien rellenar las casillas abajo indicadas.

Una vez desprendida la hoja o fotocopiada envíela a:

RECURSOS EDICIONES
Servicio al lector
Apdo. 23022
08080 BARCELONA (España)

o a nuestros servicios electrónicos:

comcrea@teleline.es
www.recursosediciones.com

☐ Estoy interesado/a en recibir, sin ningún compromiso por mi parte, más material informativo acerca de sus libros.

☐ Quisiera recibir contra pago de VISA o reembolso los títulos de los libros indicados en el dorso.

Nombre .... Edad ....

Dirección ....

Código Postal .... Ciudad ....

Estado .... País: ....

Teléfono .... E-mail ....

El libro lo adquirí en la Librería ....

Dirección .... País ....

Fecha:

(Cortar y enviar)

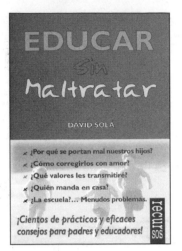

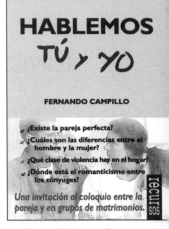

recursos
EDICIONES

Colección:
PUENTES DE AMOR

EDUCAR SIN MALTRATAR
David Solá

192 páginas, 16 x 23 cm.

Educar sin maltratar es un arte que pocos padres consiguen dominar. Pero como ocurre con otras artes, hay que aprender sus métodos y sus técnicas.
Este libro trata de dar una visión amplia y eficiente de cómo educar a los hijos ofreciendo a los padres una guía útil para convertir la aventura de la educación en una experiencia apasionante, enriquecedora y altamente satisfactoria

HABLEMOS TÚ Y YO
Fernando Campillo

144 páginas, 16 x 23 cm.

¿Existe el matrimonio perfecto? ¿Cuáles son las diferencias entre el hombre y la mujer? ¿Qué ocurre cuando falta el respeto en la vida conyugal? ¿Dónde está el romanticismo en el matrimonio? ¿Es posible el equilibrio económico en el hogar?... Muchas preguntas como éstas hallan respuesta entre las páginas de este libro. Su propósito es levantar puentes de amor en la relación matrimonial.